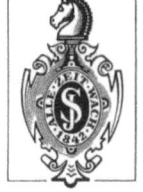

U. Vehling-Kaiser R. Munker
A. Schalhorn W. Wilmanns

Hämatologie und Onkologie

Ein Bildatlas

Mit 182 überwiegend farbigen Abbildungen

Springer-Verlag
Berlin Heidelberg New York London Paris
Tokyo Hong Kong Barcelona Budapest

Dr. U. Vehling-Kaiser
Dr. R. Munker
Prof. Dr. A. Schalhorn
Prof. Dr. W. Wilmanns

Klinikum Großhadern
der Ludwig-Maximilians-Universität München
Medizinische Klinik III
Marchioninistraße 15
W-8000 München

ISBN-13: 978-3-642-75716-7   e-ISBN-13: 978-3-642-75715-0
DOI: 10.1007/978-3-642-75715-0

CIP-Titelaufnahme der Deutschen Bibliothek
Hämatologie und Onkologie : ein Bildatlas / U. Vehling-Kaiser ... – Berlin ; Heidelberg ; New
York ; London ; Paris ; Tokyo ; Hong Kong ; Barcelona ; Budapest : Springer, 1991
NE: Vehling-Kaiser, Ursula

27 / 3140-543210 – Gedruckt auf säurefreiem Papier

Unseren Patienten gewidmet

Vorwort

In den letzten Jahren hat die Behandlung hämatologisch bzw. onkologisch erkrankter Patienten an Bedeutung zugenommen. Dieses ist einerseits auf die Weiterentwicklung der Zytostatika-, Strahlen-, und operativen Therapie und anderseits auf die besseren diagnostischen Möglichkeiten zurückzuführen. Aufgrund allgemein eingeführter Therapieprotokolle kann i. B. die chemotherapeutische Behandlung außerhalb hämatologisch-onkologischer Zentren erfolgen. Bei vielen Patienten ist zudem eine ambulante Behandlung möglich geworden, so daß auch der niedergelassene Arzt zunehmend mit dem Umgang und den Nebenwirkungen von Zytostatika konfrontiert wird.

Ohne Anspruch auf Vollständigkeit möchten wir in unserem Bildband die interessantesten Krankheitsbilder der Hämatologie und Onkologie vorstellen. Neben den sichtbaren Manifestationen der Erkrankungen kommen der Einsatz von Zytostatika und neue Therapieverfahren besonders zur Darstellung. Der Bildatlas der Hämatologie und Onkologie soll die eingeführten Lehrbücher dieses Fachgebietes durch eine Reihe einprägsamer Bilder ergänzen. Wir möchten uns mit diesem Buch nicht nur an die klinisch tätigen und niedergelassenen Kollegen wenden, sondern auch an die Medizinstudenten und an die in der Pflege tätigen Mitarbeiter.

Wir hoffen, daß unser Buch dem Leser für die tägliche Praxis eine Hilfe sein wird.

München, im Januar 1991   Die Autoren

Danksagungen

An erster Stelle möchten wir unseren Patienten für ihre Bereitschaft, sich photographieren zu lassen, danken.

Den Kolleginnen und Kollegen der Medizinischen Klinik III danken wir für die gute Zusammenarbeit, wobei wir besonders die Herren Prof. E. Hiller, Prof. H. J. Kolb, PD Dr. Ch. Clemm und PD Dr. R. Issels erwähnen möchten.

Herrn PD Dr. T. Wustrow aus der Hals-Nasen-Ohrenklinik des Klinikums Großhadern danken wir für die Überlassung von Bildern aus dem HNO-Bereich (Abb. 2.19–2.22, Abb. 2.24–2.26).

Frau Prof. R. Pickardt, Herrn Prof. R. Landgraf und Herrn Prof. K. Mann danken wir für die Überlassung der Aufnahmen endokriner Neoplasien (Abb. 2.35 und 2.36).

Bei Herrn Prof. Braun-Falco bedanken wir uns für Bilder zum AIDS-Kapitel (Abb. 2.50–2.53).

Wesentlich zum Entstehen des Buches beigetragen hat Herr E. Deuring, der mit Verständnis und großem Engagement die meisten Aufnahmen angefertigt hat.

Bei Frau V. Schweighofer und Herrn Dr. E. Kaiser bedanken wir uns für das Korrekturlesen.

Herrn B. Riedel danken wir für die Unterstützung bei den Computerarbeiten in LaTeX zur Erstellung und Herrn Dr. M. U. Heim für seine Hinweise zur Gestaltung des Buches.

Frau H. Hensler-Fritton vom Springer-Verlag danken wir für die gute Zusammenarbeit.

Inhaltsverzeichnis

3 Spezielle Therapiemaßnahmen in Hämatologie und Onkologie

4 Nebenwirkungen onkologischer Therapien

Abbildungsverzeichnis

2 Onkologische Erkrankungen

3 Spezielle Therapiemaßnahmen in Hämatologie und Onkologie

5 Techniken in der Hämatologie und Onkologie

6 Vorbereitungen zur Chemotherapie

1 Hämatologische Erkrankungen

1.1 Anämien

1.1.1 Eisenmangelanämie

Die Eisenmangelanämie gehört zu den hypochromen Anämien (Anulozyten im Differentialblutbild, s. Abb. 1.2) und läßt sich meist auf einen chronischen Eisenverlust (Menstruation, Gravidität, gastrointestinale Blutungen, Hämorrhoidalblutungen) zurückführen. Seltenere Ursachen sind eine verminderte Eisenresorption in Folge von Darmerkrankungen (z. B. Enteritis, Zöliakie, Ruhr), Wurminfektionen oder alimentäre Einflüsse.

Daneben können schwere Infekte, chronischen Entzündungen und fortgeschrittene Tumorleiden einen Abstrom des Eisens in das retikulo-endotheliale System und damit einen Abfall des Serumeisenspiegels verursachen. Die Differenzierung des echten Eisenmangels von der entzündlich bedingten Eisenverschiebung in das retikulo-endotheliale Sytem gelingt über die Bestimmung des Transferrins und des Ferritins (bei Tumoranämie ist das Serumferritin erhöht).

Klinisch fallen bei den Patienten mit Eisenmangelanämie vor allem brüchige Nägel, Mundwinkelrhagaden (s. Abb. 1.3), eine Glossitis und gelegentlich das Plummer-Vinson-Syndrom (durch entzündliche Veränderungen im Ösophagus hervorgerufene Schluckstörungen) auf. Liegt bei einem Patienten eine unklare hypochrome Anämie vor, sollte immer ein okkulter gastrointestinaler Tumor als Blutungsquelle ausgeschlossen werden (s. Abb. 1.1).

Die Therapie der Eisenmangelanämie besteht in der Gabe von 100–200 mg einer zweiwertigen Eisenverbindung/Tag, in schweren Fällen kann die Eisengabe in Form einer Sorbitolverbindung auch i. m. oder langsam i. v. gegeben werden. Die Infekt- und Tumoranämien bedürfen keiner Eisensubstitution.

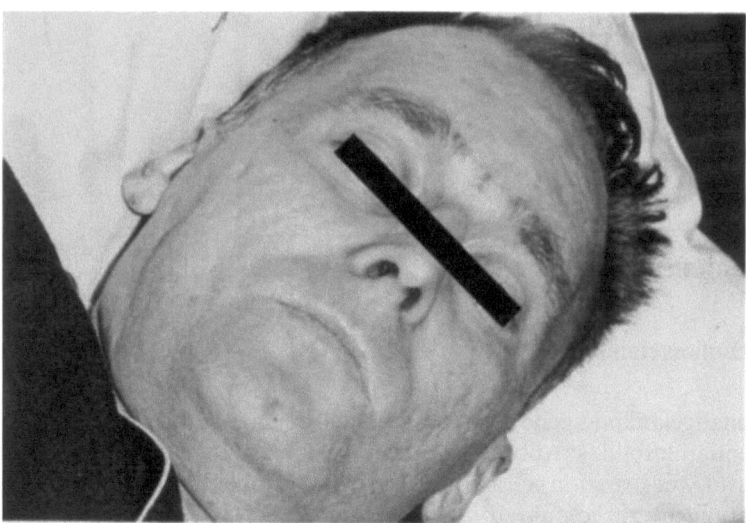

Abb. 1.1: Eisenmangelanämie als Folge eines chronischen Blutverlustes bei einem ausgedehnten Kolonkarzinom. Besonders fällt das blasse Hautkolorit des Patienten auf, das den Hausarzt zu weiterführenden Untersuchungen veranlaßte. Erster Hinweis auf den Tumor war in diesem Fall dann ein positiver Nachweis von Blut im Stuhl.

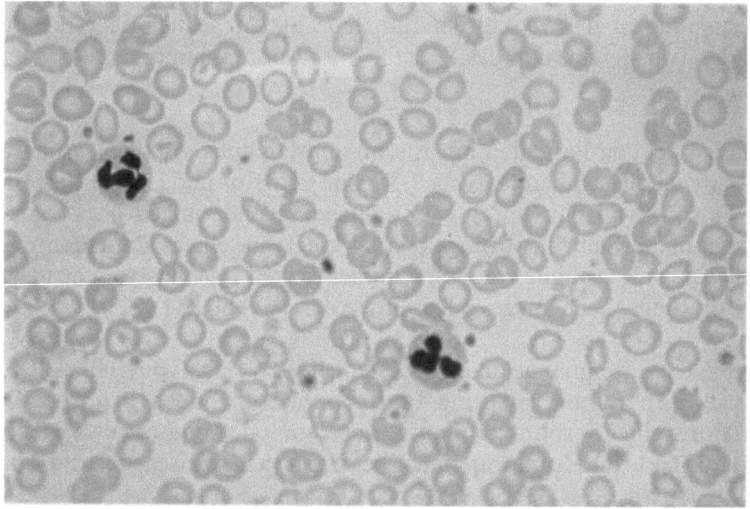

Abb. 1.2: Anulozyten bei einem Patienten mit Eisenmangelanämie.

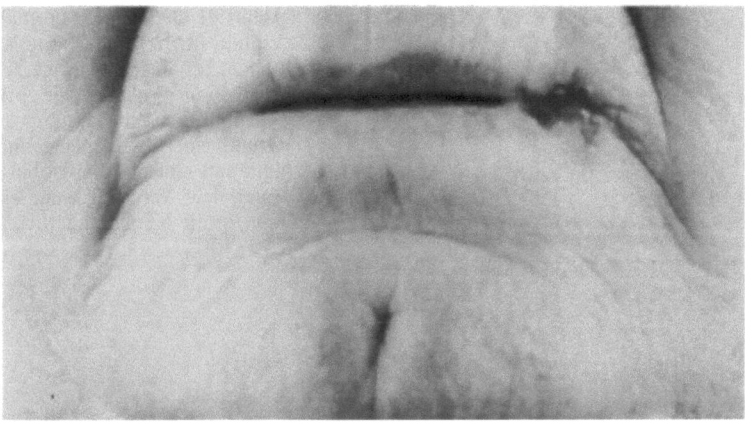

Abb. 1.3: Ausgeprägte Mundwinkelrhagaden bei einem Patienten mit Eisenmangelanämie.

1.1.2 Perniziöse Anämie

Die perniziöse Anämie gehört zur Gruppe der megaloblastären Anämien. Sie beruht auf einem intrinsic-Faktor-Mangel, in Folge dessen zu wenig Vitamin B_{12} intestinal resorbiert wird. Ein Folatmangel führt zu demselben Krankheitsbild. Die Anfangssymptome können sich äußern als Zungenbrennen (sog. Huntersche Glossitis), Parästhesien oder gastrointestinale Beschwerden (bedingt durch eine Achylie). Schwindel, Belastungsdyspnoe oder Ohrensausen treten als Folge der Anämie auf. Bei der körperlichen Untersuchung sind die glatte rote Zunge (Huntersche Glossitis), das strohgelbe Hautkolorit, ein Sklerenikterus, eine Störung des Vibrationsempfindens und gelegentlich eine Vitiligo (fleckförmige Depigmentierung der Haut) (s. Abb. 1.4) typische Befunde.

Wegen einer meist vorhandenen Leuko- und Thrombopenie kommen die Patienten zuweilen unter dem Verdacht einer akuten Leukämie in die Klinik. Die Diagnose wird anhand einer Knochenmarkzytologie gestellt. Charakteristisch sind eine Hyperplasie der Erythropoese und eine ausgeprägte megaloblastäre Veränderung der Erythropoese (erhöhter Erythrozytendurchmesser) und der Granulopoese (Riesenstabkernige, hypersegmentierte Granulozyten). Zur Diagnosesicherung ist der Schillingtest sowie die Bestimmung des Vitamin-B_{12}- und Folsäurespiegels erforderlich.

Vitamin B_{12} wird durch intramuskuläre Injektionen substituiert und führt rasch zu einer Regeneration der Erythropoese (Retikulozytenkrise). Während das Zungenbrennen vollständig verschwindet, sind die neurologischen Störungen nur bedingt rückbildungsfähig. Die Achylie ist irreversibel. Da die Perniziosa die Entwicklung eines Magenkarzinoms begünstigt, sollten diese Patienten regelmäßig gastroskopiert werden.

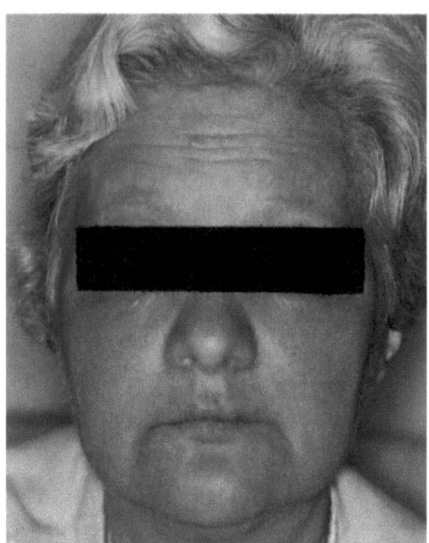

Abb. 1.4: Gelbliches Hautkolorit (*oben*), Vitiligo (*Mitte*) und Huntersche Glossitis (*unten*) bei einer 50-jährigen Patientin mit perniziöser Anämie, die primär wegen Atemnot den Hausarzt aufsuchte und auf Grund einer Leukopenie und einer Anämie mit einem Hämoglobin von 6,8 g/dl unter dem Verdacht einer akuten Leukämie in die Klinik eingewiesen wurde.

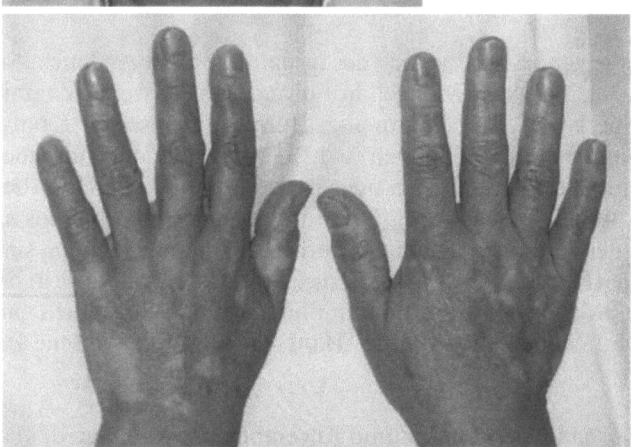

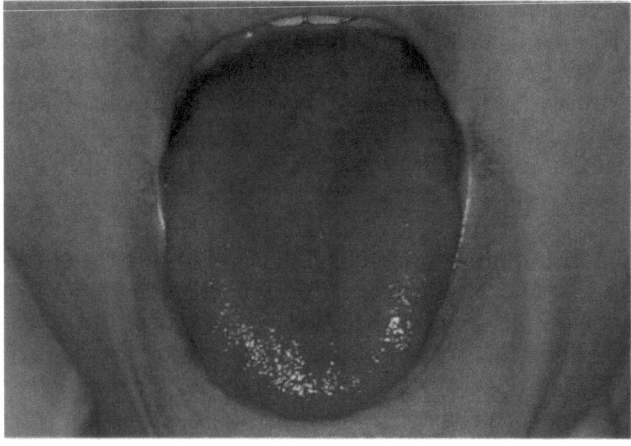

1.1.3 Hämolytische Anämien

Die große Krankheitsgruppe der hämolytischen Anämien teilt sich auf in die durch korpuskuläre Defekte und in die durch nicht korpuskuläre Defekte bedingten Anämien. Allen ist eine Verkürzung der Erythrozytenlebensdauer gemeinsam. Je nach Schwere und Art der Hämolyse treten folgende klinischen und laborchemischen Veränderungen mehr oder weniger auf:

- Folgen der Hämolyse (Anstieg des indirekten Bilirubins, Ikterus, Hämoglobinurie, Hämoglobinämie, LDH-Anstieg, Verminderung des Serumhaptoglobins, s. Abb. 1.5 und 1.6)
- Folgen der Kompensation (im Knochenmark: Steigerung der Erythropoese, im Differentialblutbild: Anstieg der Retikulozyten, bei massiven Hämolysen kann es zu einer extramedullären Blutbildung in Leber und Milz mit Nachweis von kernhaltigen roten Vorstufen im peripheren Blut kommen).

Im folgenden werden einige häufiger vorkommende hämolytische Anämien genannt:

1.1.3.1 Korpuskuläre Anämien

Ursache: Defekt in der Erythrozytenstruktur

- Kugelzellanämie (verminderte osmotische und mechanische Resistenz der Erythrozyten)
- Akanthozytose (Akanthozyten, fehlendes β-Lipoprotein)
- Paroxysmale nächtliche Hämoglobinurie, Typ Marchiafava
  Die paroxysmale nächtliche Hämoglobinurie (PNH) ist die einzige erworbene Form unter den korpuskulären hämolytischen Anämien. Sie tritt vornehmlich im Alter zwischen zwanzig und vierzig Jahren auf und beruht auf einer vermehrten Hämolyse der stark komplementempfindlichen PNH-Erythrozyten im sauren Milieu (Nachweis im Labor mit dem Säurehämolysetest, sog. HAM-Test). Besonders nachts kommt es in Folge flacher Atmung während des Schlafes zu verminderter CO_2-Abgabe (Blut-pH-Wert↓) und damit zur Hämolyse der vermehrt säureempfindlichen Erythrozyten. Da demzufolge die größte Hämoglobinmenge im Urin meist nachts zu beobachten ist, erklärt sich der Name nächtliche Hämoglobinurie (s. Abb. 1.7). Neben den allgemeinen Hämolysezeichen ist bei der PNH das Haptoglobin deutlich erniedrigt bzw. fehlt ganz, was wiederum schon bei relativ geringer Erhöhung des freien Hämoglobins im Serum eine Hämoglobinurie zur Folge hat. Daneben lassen sich auch Hämosiderinkristalle (Berliner Blau-Färbung) im Urin nachweisen (s. Abb. 1.8).
  Wesentlich ist, daß sich der korpuskuläre Effekt nicht nur auf die Erythrozyten beschränkt, sondern auch die Leukozyten und Thrombozyten be-

trifft. Der Zerfall der Thrombozyten führt zur Freisetzung gerinnungsfähiger Faktoren und damit zur vermehrten Thromboseneigung.

Die Therapie der PNH ist zunächst symptomatisch (Gabe von gewaschenen Erythrozyten, Cumarin zur Thromboseprophylaxe); in schweren Fällen kommt eine zytostatische Therapie in Frage. Da die PNH möglicherweise auf einen Stammzelldefekt zurückzuführen ist, kann u. U. auch eine Knochenmarktransplantation erwogen werden.

- Erythropoetische Porphyrie (Photosensibilität, Erythrodontie, Hypertrichose)
- Hämoglobinopathien (Störung der Hämoglobinsynthese, Bildung anomaler Hämoglobine)
- Thalassämie (Synthesestörung einer oder mehrerer Polypeptidketten des Globinanteils im Hämoglobin, Spleno- und Hepatomegalie, Turmschädel).
- Sichelzellanämie (Sichelzellen im peripheren Blut, vermehrt Thrombosen)

1.1.3.2 Nicht korpuskuläre Anämien

Die Gruppe dieser Anämieformen umfasst die durch immunologische Mechanismen hervorgerufenen hämolytischen Anämien (isoimmunhämolytisch, autoimmunhämolytisch, medikamentös induziert) und die durch nicht-immunologische Mechanismen hervorgerufenen Anämien (mechanisch, mikroangiopathisch, toxisch). Zur Abklärung bedarf es einer genauen Anamnese sowie weiterführender laborchemischer Untersuchungen (z. B. Coombs-Test, Antikörpersuchtests, spezielle Antikörperbestimmungen).

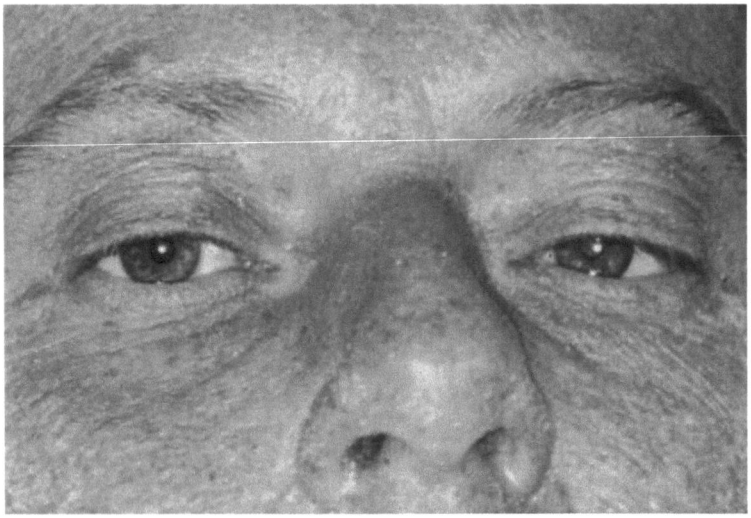

Abb. 1.5: Sklerenikterus bei einem Patienten mit hämolytischer Anämie.

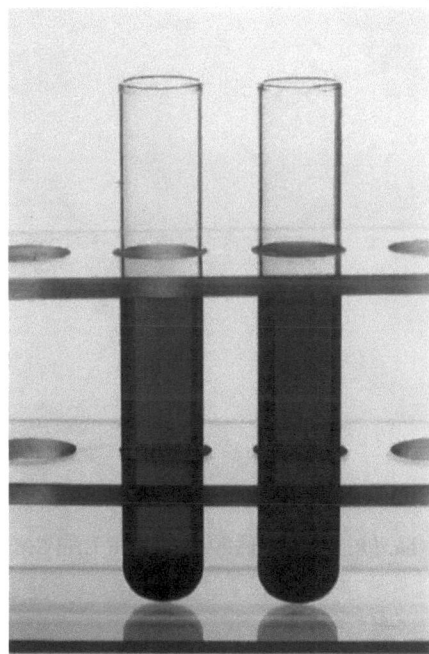

Abb. 1.6: Hämolytisches Serum (*rechts*) im Vergleich zu normalem Serum (*links*).

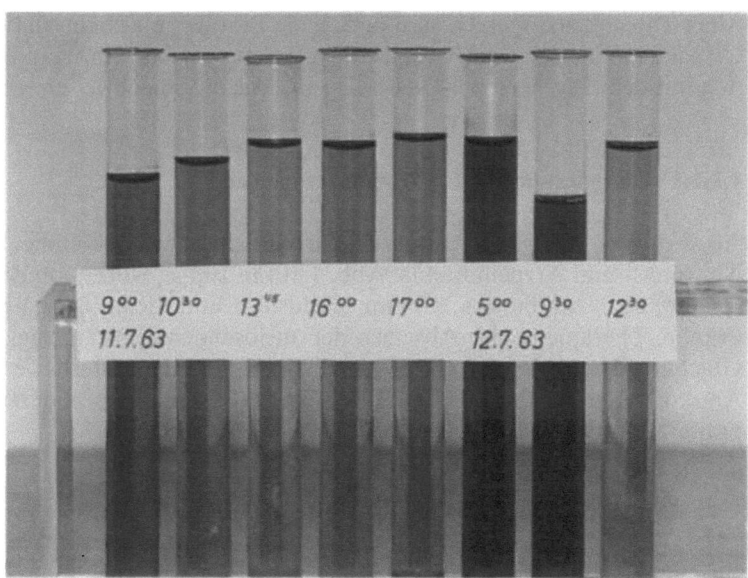

Abb. 1.7: Urinfarbe zu verschiedenen Tageszeiten bei einer 24-jährigen Patientin mit PNH.

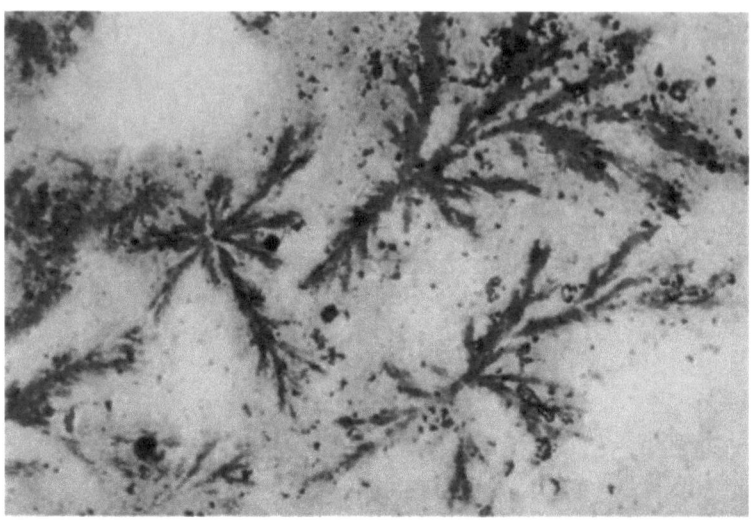

Abb. 1.8: Hämosiderinkristalle im Urin-Sediment bei PNH.

1.2 Thrombozytopenien und -pathien

1.2.1 Thrombozytopenien

Allen Thrombozytopenien sind petechiale Blutungen gemeinsam, die je nach Ursache mehr oder weniger stark ausgeprägt sein können. Häufig lassen sie sich mit dem sog. Rumpel-Leede-Test (s. Abb. 1.9) nachweisen.

1.2.1.1 Allergisch bedingte Thrombozytopenien

Als Auslöser allergisch bedingter Thrombozytopenien kommen vor allem Nahrungs- und Arzneimittel (s. Abb. 1.10) in Frage, wobei von den letzteren insbesondere Antibiotika, Chinin, Goldsalze und Heparin zu nennen sind. Primäre Therapie ist das Absetzen der auslösenden Substanz, ggf. zusätzlich Glucokortikoide. Bei einer Heparinallergie muß eine weiterhin erforderliche Antikoagulation mit anderen Mitteln (z. B. Einsatz eines anderen Heparinpräparates oder von Cumarinen) durchgeführt werden.

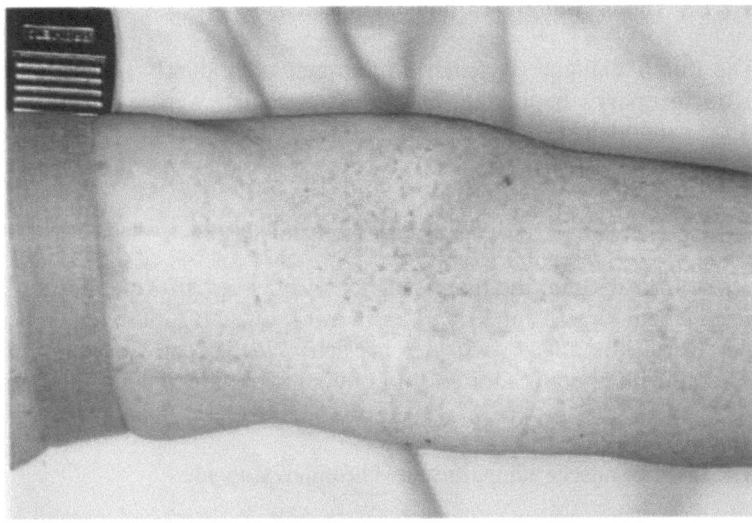

Abb. 1.9: Nachweis einer Thrombozytopenie mit dem Rumpel-Leede-Test. Nach Stauung bilden sich unterhalb des Stauriemens flohsticharthige Blutungen (Petechien) aus.

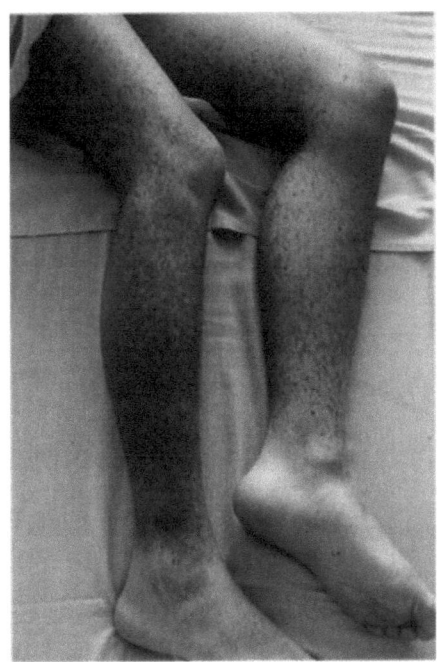

Abb. 1.10: Allergische Thrombozytopenie auf ein Antibiotikum, die zu petechialen Blutungen an beiden Unterschenkeln führte.

1.2.1.2 Tumorbedingte Thrombozytopenien

Die durch maligne Systemerkrankungen oder durch Tumorinfiltration des Knochenmarks bedingten Thrombozytopenien werden in Kapitel 1.7 und 4.1.2 behandelt.

1.2.1.3 Postinfektiöse (akute) thrombozytopenische Purpura

Diese Erkrankung, die hauptsächlich Kinder betrifft, manifestiert sich meist nach einem viralen Infekt und kann mit schweren Blutungen einhergehen. In der Regel kommt es nach vier bis acht Wochen zur Spontanremission Die Therapie im akuten Stadium sind Glucokortikoide und ggf. Immunglobuline.

1.2.1.4 Chronische idiopathische Thrombozytopenie

Im Verlauf der chronisch idiopathischen Thrombozytopenie (Morbus Werlhof), die hauptsächlich bei Erwachsenen auftritt, kommt es wegen der Bildung eines Antigen-Antikörperkomplexes an der Thrombozytenmembran zu einem gesteigerten Abbau der Thrombozyten in der Milz und gelegentlich auch in der Leber (Nachweis mit Cr^{51}-markierten Thrombozyten). Bei den Patienten treten u. a. Petechien, Sugillationen, verstärkte Menorrhagien, Blutungen aus dem Gastrointestinaltrakt sowie Hämaturien auf. Die Thrombozytenzahl bewegt sich zwischen 10000 und 80000/mm^3, eine vergrößerte Milz ist in der Regel nicht zu tasten. Primäre Therapie des Morbus Werlhof ist die Gabe von Glucokortikoiden. Bei akuter Blutung oder Operation kann ein Versuch mit einer hochdosierten Immunglobulingabe durchgeführt werden. Häufig kommt es nach Reduktion oder Absetzen der Steroide zu einem Rückfall. In der Mehrzahl der Fälle ist dann – insbesondere bei überwiegendem Abbau in der Milz – eine Splenektomie nach prophylaktischer Pneumokokkenvakzination indiziert.

1.2.2 Thrombozytopathien

Die hereditäre hämorrhagische Thrombasthenie (Glanzmann), die auf einer Störung verschiedener Fermentsysteme der Thrombozyten beruht, und die Thrombozytopathie May-Hegglin (Reifungsstörung mehrerer Zellreihen) treten nur sehr selten auf. Für die Onkologie wichtig sind die erworbenen Thrombozytopathien, die insbesondere bei Dys- und Paraproteinämie, chronischen Lymphadenosen und akuten Leukämien vorkommen und durch Membranstörungen der Thrombozyten verursacht werden. Charakteristisch für die Thrombozytopathien sind eine verlängerte Blutungszeit und eine Erniedrigung der Thrombuselastizität im Thrombelastogramm. Die Therapie der

Thrombozytopathien ist symptomatisch. Läßt sich ein Arzneimittel als Auslöser der Erkrankung nachweisen, muß dieses abgesetzt werden.

1.3 Hyperkoagulabilität

Eine Hyperkoagulabilität – d. h. eine Steigerung der normalen Hämostase – kann sowohl exogen (z. B. nach Infektion, Intoxikation oder Schock), als auch endogen (z. B. bei Hämolyse, Malignom, Pankreatitis) bedingt sein und sich klinisch als Thrombose, Embolie oder disseminierte intravasale Gerinnung äußern. Auch ein angeborener oder erworbener Mangel eines Gerinnungsfaktors (z. B. Antithrombin III, Protein C) kann einer erhöhten Thromboseneigung zu Grunde liegen. Zur medikamentösen Thromboseprophylaxe – insbesondere postoperativ – empfiehlt sich die subkutane Gabe von niedrig dosiertem Heparin. Gelegentlich tritt dabei eine sog. Heparinnekrose auf (s. Abb. 1.11), die eine Umstellung der Therapie erforderlich macht. Als Auslöser von Heparinnekrosen werden lokale Gerinnungsstörungen bzw. allergische Reaktionen diskutiert. Bei Verdacht auf eine tiefe venöse Thrombose muß der Patient immobilisiert und eine sofortige Heparinbehandlung i.v. begonnen werden. Erst danach erfolgt die weitere Abklärung mittels (Doppler-) Sonographie oder Phlebographie. Je nach Sitz und Alter der Thrombose kann dann über eine weitere Therapie wie Fibrinolyse, Thrombektomie oder Antikoagulation entschieden werden.

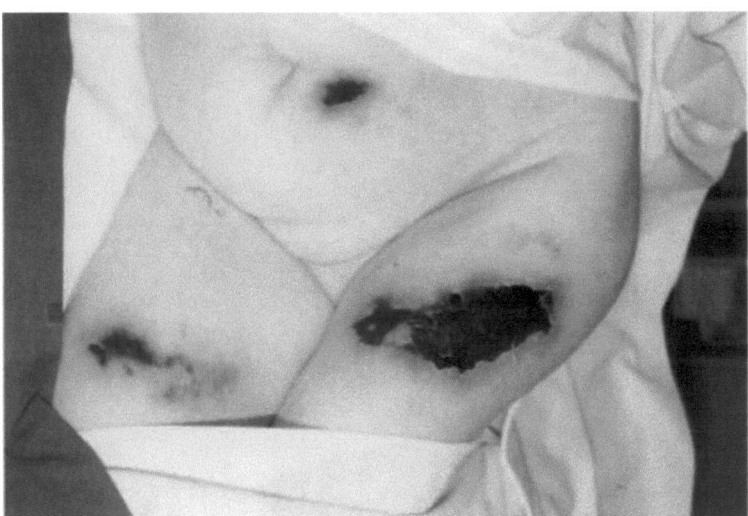

Abb. 1.11: Heparinnekrose bei einer 63-jährigen Patientin.

1.4 Hämophilien

Die Hämophilien als angeborene Störungen der plasmatischen Gerinnung werden, je nach dem zugrunde liegenden Faktorenmangel unterteilt in Hämophilie A (Faktor VIII) und Hämophilie B (Faktor IX). Der klinische Schweregrad richtet sich nach der prozentualen Restaktivität der entsprechenden Faktoren. Im Screeningtest fällt als einziger pathologischer Gerinnungswert die verlängerte partielle Thromboplastinzeit auf. 15 % der Patienten mit Hämophilie A entwickeln Gerinnungsinhibitoren, die die Behandlung erschweren und zu bedrohlichen Blutungen prädisponieren. Klinisch stehen bei Patienten mit Hämophilie Gelenkblutungen im Vordergrund, die langfristig zu Arthrosen führen. Da Blutungen eine sofortige Substitution erforderlich machen, sollte jeder Hämophile bzw. ein Familienangehöriger in der Lage sein, den entsprechenden Faktor intravenös zu applizieren. Die Dosierung richtet sich nach der Schwere der Blutung. Als Faustregel gilt, daß eine Einheit Faktor VIII/kg Körpergewicht den Plasmaspiegel um ca. 1 % anhebt. Für die längerfristige Betreuung von Hämophilen empfiehlt sich die Zusammenarbeit mit Hämostaseologen. Seit Einführung der Hitzeinaktivierung der Faktorenkonzentrate im Jahre 1986 ist das Infektionsrisiko mit dem HIV- bzw. Non-A-Non-B-Virus praktisch ausgeschlossen.

Beim von Willebrand-Jürgen-Syndrom, bei dem ein Defekt des Faktor VIII-Molekülkomplexes vorliegt, stehen Haut- und Schleimhautblutungen im Vordergrund, während Gelenkblutungen seltener sind. Die Gerinnungstests zeigen nur eine Verlängerung der Blutungszeit und der Plättchenadhäsion. Therapeutisch kommt neben der Infusion von Frischplasma und Faktor VIII-Kryopräzipitat das Präparat Desmopressin, das Faktor VIII aus dem Endothel freisetzt, in Frage.

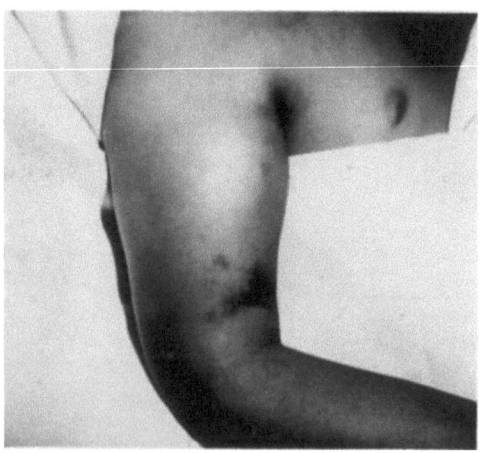

Abb. 1.12: Einblutung in den Oberarm bei einem Patienten mit Hämophilie A.

1.5 Vaskuläre Blutungsdiathesen

Die Erkrankungen dieser Gruppe beruhen auf einer erhöhten Gefäßdurchlässigkeit, die z. B. anhand des Rumpel-Leede-Tests nachgewiesen werden kann. Die Blutungszeit ist nur bei schweren Fällen verlängert, alle anderen Gerinnungstests und die Thrombozytenzahl sind unauffällig. Am häufigsten äußert sich dieses Krankheitsbild als Purpura oder als Morbus Osler.

1.5.1 Purpura

Unter Purpura versteht man petechiale Kapillarblutungen, die an Haut, Schleimhaut oder in der Subkutis auftreten.

1.5.1.1 Purpura senilis

Die Purpura senilis tritt bei älteren Menschen im Bereich der Hautvenen, insbesondere am Hand- und Fußrücken, auf und beruht auf einer Altersveränderung der Gefäße.

1.5.1.2 Purpura rheumatica

Die Purpura rheumatica (s. Abb. 1.13) oder auch anaphylaktoide Purpura manifestiert sich vornehmlich als petechiale Blutungen an den Streckseiten der Extremitäten. Diese in Schüben verlaufende Erkrankung betrifft besonders Jugendliche und ist meist mit rheumatischen Beschwerden vergesellschaftet. Sonderformen stellen die Purpura Schönlein-Henoch (abdominelle Purpura (s. Abb. 1.15) sowie die Purpura teleangiectatica anularis (s. Abb. 1.14) dar – letztere ist durch ringförmige Blutflecken an den Unterschenkeln charakterisiert und kommt vor allem bei Männern vor. Die Purpura Schönlein-Henoch ist mit kolikartigen Beschwerden und oft blutigen Durchfällen vergesellschaftet.

Beim Auftreten einer Purpura rheumatica muß besonders auf das eventuelle Vorliegen einer hämorrhagischen Nephritis und einer Endokarditis geachtet werden. Da es sich bei der Purpura rheumatica meist um eine hyperergisch-allergische Reaktion auf einen vorangegangenen Infekt handelt, kann sich die Therapie im wesentlichen auf die Behandlung des Infektes beschränken.

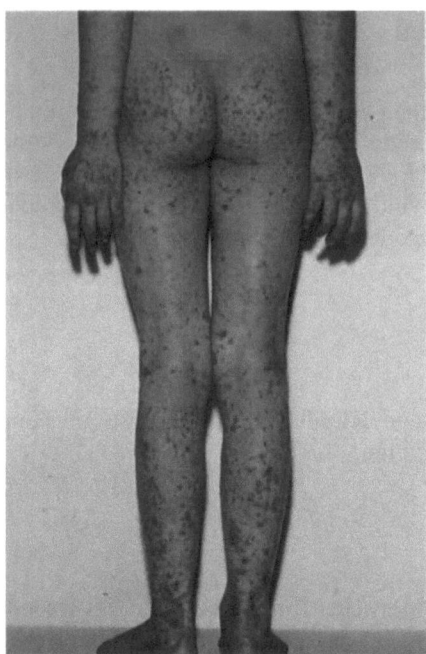

Abb. 1.13: Anaphylaktoide Purpura bei einem 43-jährigen Patienten.

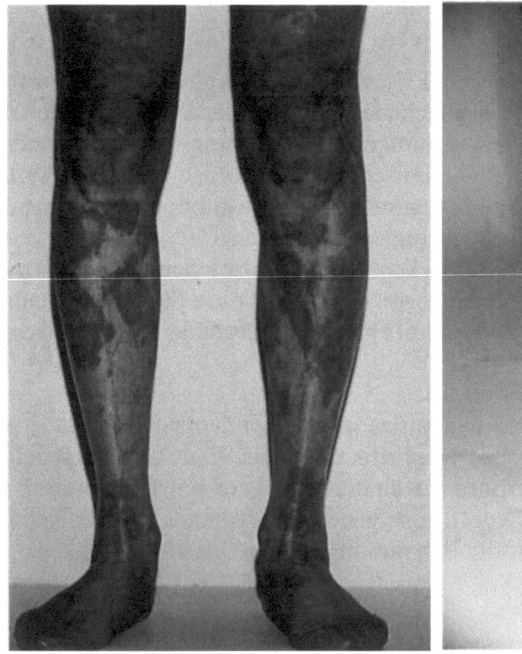

1.14

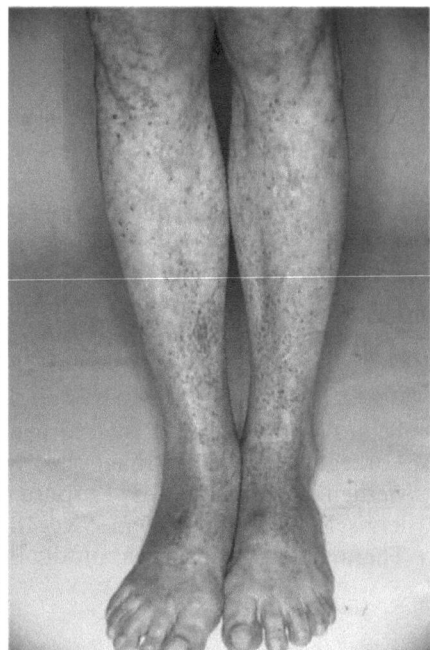

1.15

Abb. 1.14: Purpura anularis.

Abb. 1.15: Purpura Schönlein-Henoch.

1.5.2 Morbus Osler

Der Morbus Osler (hereditäre hämorrhagische Teleangiektasie) ist eine auto-somal-dominant vererbbare Erkrankung, die sich in der lokalen Ausbildung multipler Angiektasien (s. Abb. 1.16) äußert. Je nach Sitz der Gefäßmißbil-dungen kommt es zu Nasenbluten, Hämaturie, Hämoptysen oder gastrointe-

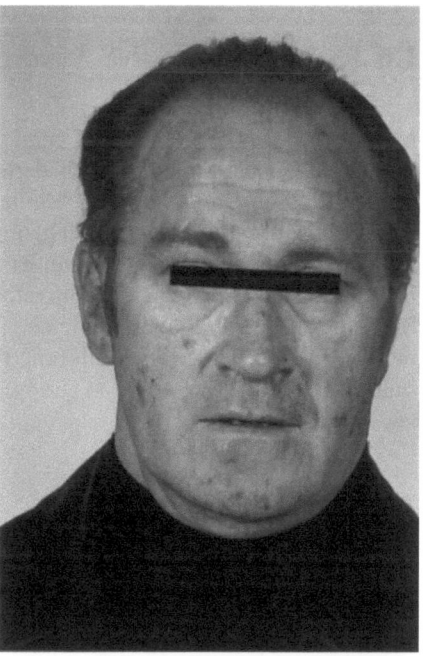

Abb. 1.16: Morbus Osler mit zahlreichen Teleangiektasien im Gesichtsbereich (*oben*) und ausgeprägten Zungen- und Schleimhautläsionen (*unten*).

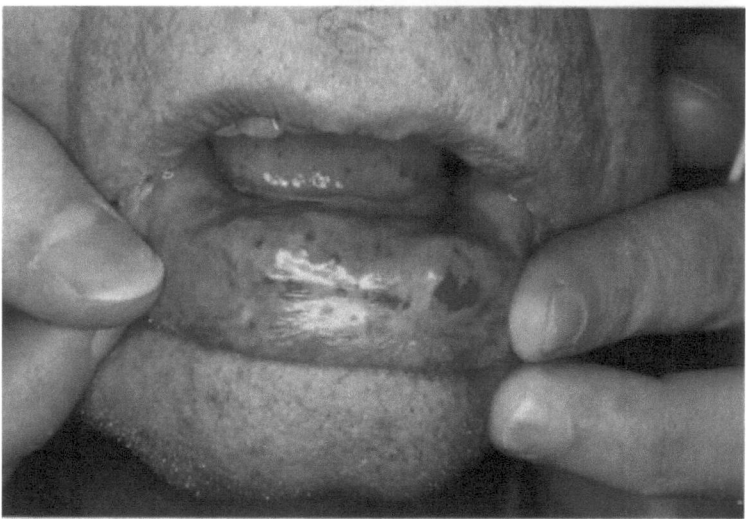

stinalen Blutungen. An der Haut der Patienten fallen multiple Angiektasien auf, ähnlich den Spider-Nävi bei Leberzirrhose (DD: echte Spider-Nävi pulsieren im Zentrum!). Bei der Therapie des Morbus Osler stehen lokale blutstillende Maßnahmen im Vordergrund – z. B. Tamponade mit Thrombin- oder Tranexamlösung getränkten Tampons bei Epistaxis, wobei im Einzelfall eine chirurgische Intervention erforderlich werden kann.

1.6 Myeloproliferative Syndrome

Myeloproliferative Syndrome sind Erkrankungen der hämatopoetischen Stammzellen, bei denen je nach dem Differenzierungsmuster die rote Reihe (Polyzythämia vera), die weiße Reihe (chronisch-myeloische Leukämie) oder die Thrombopoese (essentielle Thrombozythämie (s. Abb. 1.17) vermehrt ist. Im Verlauf der Erkrankung kann es zu einer zunehmenden Knochenmarkfibrose und schließlich zur Osteomyelosklerose kommen. Klinisch steht oft das Bild einer Knochenmarkinsuffizienz im Vordergrund. Gelegentlich tritt kompensatorisch eine extramedullären Blutbildung (Normoblasten im Differentialblutbild!) auf.

1.6.1 Polyzythämia vera

Bei der Polyzythämia vera, auch als Morbus Vaquez-Osler bekannt, steht die Vermehrung der roten Blutzellen im Vordergrund, wobei wie bei allen myeloproliferativen Syndromen auch die Myelo- und Thrombopoese beteiligt sind. Differenziert werden muß die Polyzythämia vera von sekundären Polyglobulien infolge chronischer Lungenerkrankungen, bei kongenitalen Herzfehlern oder bei Erythropoetin produzierenden Tumoren. Klinisch ist die sog. Plethora (s. Abb. 1.18) – eine tiefrote Verfärbung von Haut und Schleimhäuten – am auffälligsten. Hinzu kommen Hepato- und Splenomegalie, Hautjucken und zerebrale Symptome. Patienten mit Polyzythämia vera sind insbesondere durch Thrombosen gefährdet. Seltener treten Hirnblutungen oder Blutungen im Gastrointestinaltrakt auf. Im Anfangsstadium erfolgt die Behandlung durch Aderlässe, bei fortgeschrittener Erkrankung kann eine Therapie mit Zytostatika indiziert sein.

1.6.2 Osteomyelosklerose

Bei diesem Krankheitsbild kommt es zu einer allmählichen Fibrose des Knochenmarks mit einer kompensatorischen extramedullären Blutbildung – insbe-

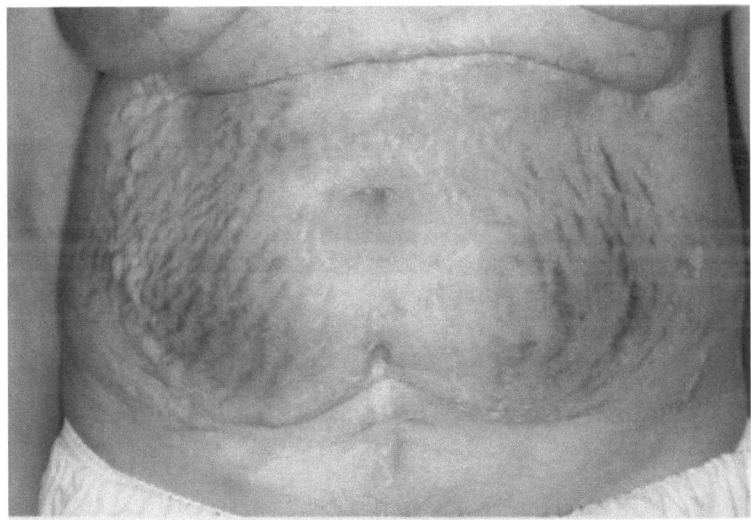

Abb. 1.17: Pfortaderthrombose mit nachfolgendem ausgedehnten Kollateralkreislauf bei einer 34-jährigen Patientin mit myeloproliferativem Syndrom (essentielle Thrombozythämie).

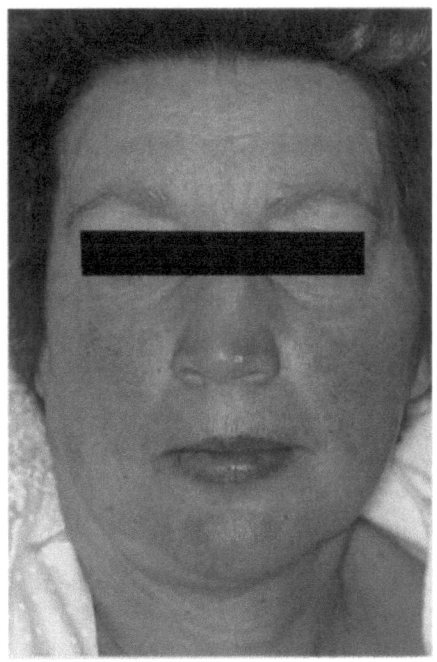

Abb. 1.18: Polyzythämia vera bei einer 57-jährigen Patientin. Charakteristisch ist die rötliche Zyanose der Gesichtshaut.

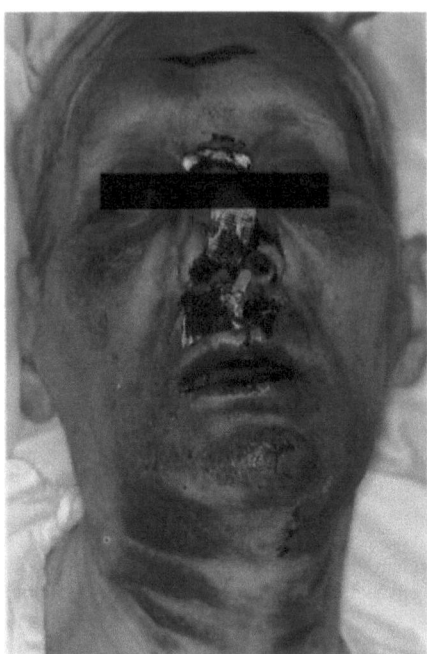

Abb. 1.19: Massive Hämatome und Schleimhautblutungen bei Osteomyelosklerose mit Thrombozytopenie und -pathie. Der 53-jährige Patient war in der Badewanne gestürzt.

sondere in Leber und Milz. Im Verlauf der Erkrankung kann daher eine massive Milz- und Lebervergrößerung auftreten. Die Diagnosestellung erfolgt anhand einer Knochenmarkbiopsie, wobei wegen der Härte des Knochens meist eine Myelotomie durchgeführt werden muß. Der Verlauf der Osteomyelosklerose ist nur schwer zu beeinflussen.

Im Gegensatz zur Osteomyelosklerose, die meist nur bei Patienten über 40 Jahre auftritt, beginnt die sog. Marmorknochenkrankheit bereits im Kindesalter. Bei dieser Erkrankung, der wahrscheinlich eine Störung der Osteoklasten zu Grunde liegt, wird im Verlauf die Markhöhle völlig mit Knochensubstanz ausgefüllt.

1.6.3 Andere myeloproliferative Syndrome

Die chronisch myeloische Leukämie wird im Kapitel Leukämien besprochen.

Die essentielle Thrombozythämie, bei der Thrombozytenwerte über $10^6/\mu l$ auftreten, prädisponiert zu Thrombosen und Blutungen und hat meist einen Verlauf über lange Jahre.

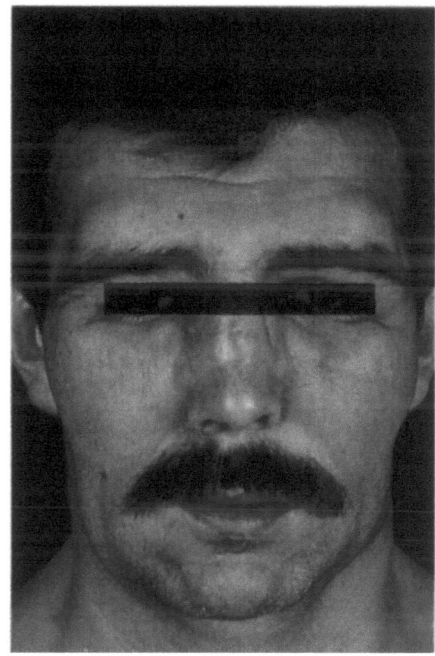

Abb. 1.20: Myeloproliferatives Syndrom mit massiver Vermehrung der Eosinophilen bei einem 34-jährigen Patienten mit einer zytogenetischen Translokation 4/16. Im Laufe der Erkrankung entwickelten sich subkutane eosinophile, tumorähnliche Infiltrate, z. B. supraorbital. Durch eine Knochenmarktransplantation konnte eine Vollremission erzielt werden.

Seltener werden atypische myeloproliferative Syndrome, wie z. B. mit einer Differenzierung zu eosinophilen oder roten Vorstufen beobachtet (s. Abb. 1.20).

Insgesamt haben die myeloproliferativen Syndrome einen chronischen Verlauf. Terminal ist neben dem Bild der peripheren Panzytopenie in der akzelerierten Phase eine Vermehrung von Blasten möglich.

1.7 Leukämien

Die Leukämien werden je nach Ursprung der blastären Zellen in myeloische und lymphatische bzw. undifferenzierte Formen unterteilt. Die akuten Formen zeichnen sich meist durch eine kurze Anamnese aus. Zeichen der hämorrhagischen Diathese – Petechien, Sugillationen (s. Abb. 1.26), Zahnfleisch- (s. Abb. 1.24) und Nasenbluten, Blutungen im Netzhautbereich (Augenhintergrund spiegeln!), rezidivierende Infekte (oft Anginen), Temperaturanstieg, Leber- und Milzvergrößerung sowie Müdigkeit und Abgeschlagenheit – stehen im Vordergrund.

Die chronischen Leukämien nehmen einen mehr schleichenden Verlauf; oft werden sie zufällig im Rahmen von klinischen oder Labor-Untersuchungen entdeckt.

Durch die Chemotherapie konnte die Prognose der akuten Leukämien entscheidend gebessert werden. In 2/3 bis 3/4 der Fälle werden Vollremissionen erzielt. Bei Jugendlichen mit akuter nicht myeloischer Leukämie erreicht man in 60 % Langzeitremissionen, während bei erwachsenen Patienten in ca. 15 % mit Langzeitremissionen gerechnet werden kann. Die Fortschritte in der Behandlung der chronischen Leukämien sind zwar weniger beeindruckend, doch kann man immerhin mit milden Therapieformen bei einem Teil der Patienten ein Überleben über Jahre erreichen. Die klinischen Zeichen der akuten Leukämien werden bedingt durch eine akut auftretende Knochenmarkinsuffizienz und durch Infiltrate pathologischer Zellen. Bei bis zu 10 % der Patienten mit akuten Leukämien (vor allem akuten myeloischen Leukämien) werden Hautinfiltrate (s. Abb. 1.21 und 1.22), die starken Juckreiz verursachen können, als eines der Erstsymptome beobachtet. Die Infiltrate sind im allgemeinen diffuse, leicht erhabene, rötliche bis braune oder livide Plaques. Bei akuter Leukämie mit myelomonozytärer oder monozytärer Differenzierung ist eine Zahnfleischhypertrophie charakteristisch. Zahnfleischbluten stellt – bedingt durch die Thrombopenie – ein häufiges Erstsymptom der akuten Leukämien dar (bis zu 15 % der Leukämien fallen primär dem Zahnarzt auf!). Nicht selten führen Knochenschmerzen, die besonders an den Rippen lokalisiert und auf blastäre Periostinfiltrationen zurückzuführen sind, den Patienten zuerst zum Arzt. Splenomegalie oder Lymphome geben eher einen Hinweis auf lymphatische Leukämien. Sowohl bei akuten als auch bei chronischen Leukämien kann es zur Tränendrüseninfiltration kommen, die sich als Brennen, Fremdkörpergefühl, stechender Schmerz oder Augendruck (DD:Glaukom!) äußern. Bei der Untersuchung findet man eine gerötete, vergrößerte Tränendrüse (s. Abb. 1.25). Die Therapie besteht in der Gabe von Tränenersatzmitteln. Als Komplikation akuter Leukämien mit exzessiver Blastenvermehrung kann ein sog. weißer Thrombus, der aus Blasten besteht, auftreten. Die klinische Manifestation und auch die möglichen Komplikationen der Thrombopenien bei akuten Leukämien unterscheiden sich nicht von den Thrombopenien, die durch andere hämatologische Erkrankungen bedingt sind. Ziel einer jeden Therapie bei akuten Leukämien muß die Vollremission sein, da nur sie die Chance einer längeren und anhaltenden Remission ermöglicht. Die dazu erforderlichen Zytostatikakombinationen unterscheiden sich bei akuten myeloischen und akuten lymphatischen Leukämien. Die Behandlung sollte nur an einem hämatologisch erfahrenen Zentrum mit den Möglichkeiten der supportiven Therapie erfolgen.

Chronische Leukämien sind häufig ein Zufallsbefund. Chronisch myeloische Leukämien, die meist bei jüngeren Patienten auftreten, sind in der Mehrzahl der Fälle (über 85%) durch ein Philadelphia-Chromosom charakterisiert. Nach einer Latenzzeit von durchschnittlich drei Jahren geht die chronische Phase in eine Blastenphase (Blastenschub) (s. Abb. 1.23) über, die sich wie eine akute Leukämie verhält und therapeutisch nur schwer zu beeinflussen ist. Patienten mit chronisch-lymphatischen Leukämien sind meist im mittleren oder höheren Alter und haben häufig Beschwerden durch vergrößerte Lymphknoten (s. Abb. 1.28) oder eine vergrößerte Milz (s. Abb. 1.27). Besonders in fortgeschrittenen Stadien treten Hautinfiltrate, z. B. an Nase oder Stirn, bei einem Teil der Patienten zudem eine hämolytische Anämie auf. Durch die Leukämie-bedingte Störung der Immunabwehr können rezidivierende Infekte schwere Probleme verursachen. Die Therapie der chronischen lymphatischen Leukämien richtet sich nach dem Stadium, dem meist die Klassifikation nach Rai oder Binet zu Grunde liegt.

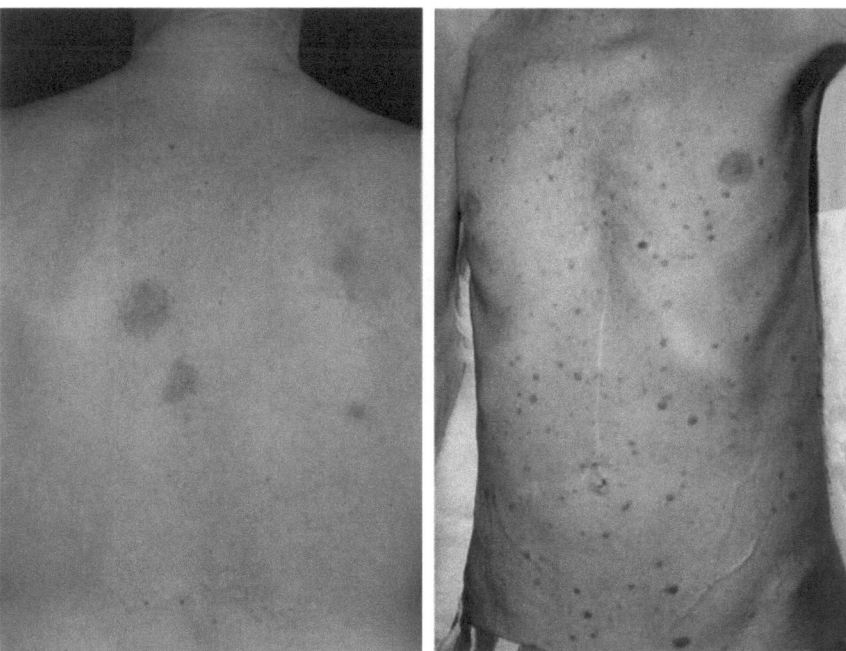

1.21

1.22

Abb. 1.21: Hautinfiltrate bei einem 63-jährigen Patienten mit akuter myeloischer Leukämie im Rezidiv. Hautinfiltrate kommen bei akuten myeloischen Leukämien in ca. 10% der Fälle vor. Gelegentlich sind sie auch die erste Manifestation, die dem Patienten auffällt. Meist gehen die Infiltrate mit einem ausgeprägten Juckreiz einher. Die Differentialdiagnose zu allergischen Reaktionen ist schwierig und kann oft nur durch eine Hautbiopsie abgeklärt werden.

Abb. 1.22: Hautinfiltrate bei einem 45-jährigen Patienten mit akuter myeloischer Leukämie.

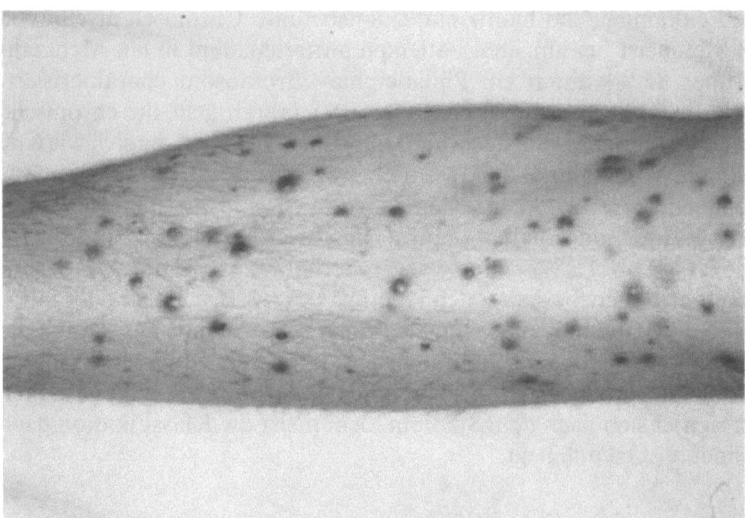

Abb. 1.23: Hautinfiltrate bei einem Patienten mit chronisch-myeloischer Leukämie (Blasten-krise).

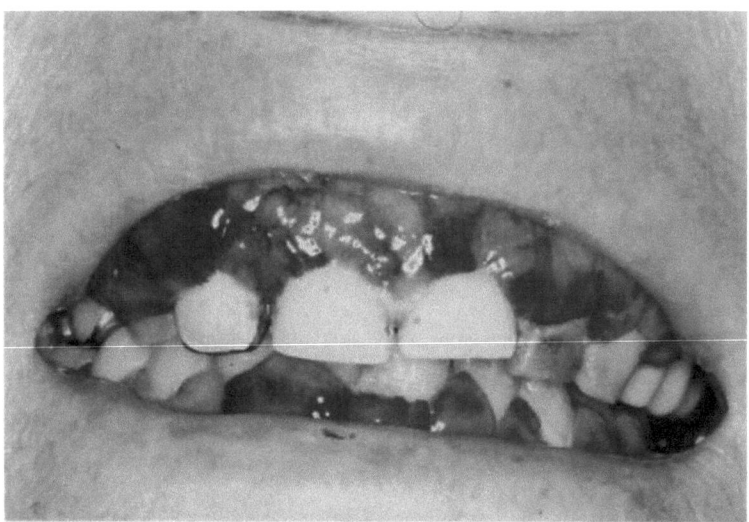

Abb. 1.24: Gingivahyperplasie bei akuter Monoblasten-Leukämie. Nebenbefund: ausge-prägte Anämie (nahezu „weiße" Lippen).

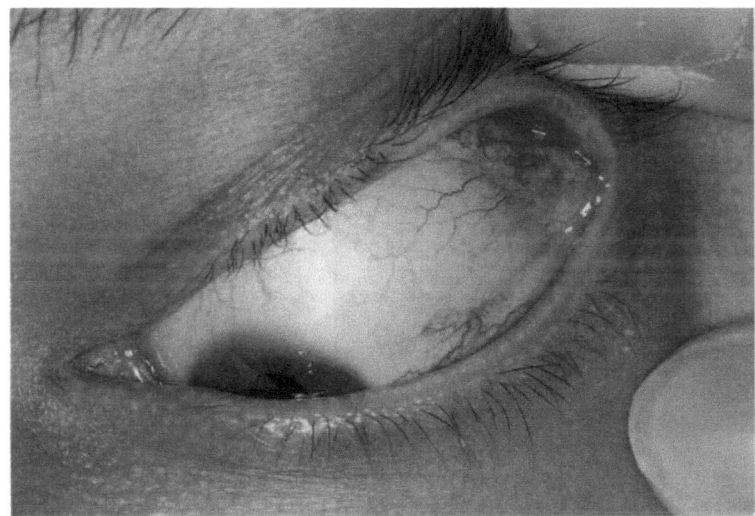

Abb. 1.25: Tränendrüseninfiltration bei einem 45-jährigen Patienten mit AML.

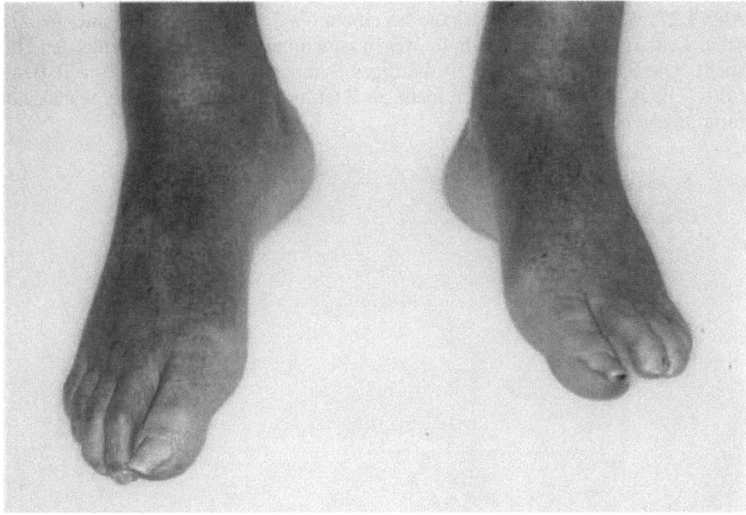

Abb. 1.26: Petechien am Fußrücken bei einem 68-jährigen Patienten mit akuter myeloischer Leukämie (Erstdiagnose).

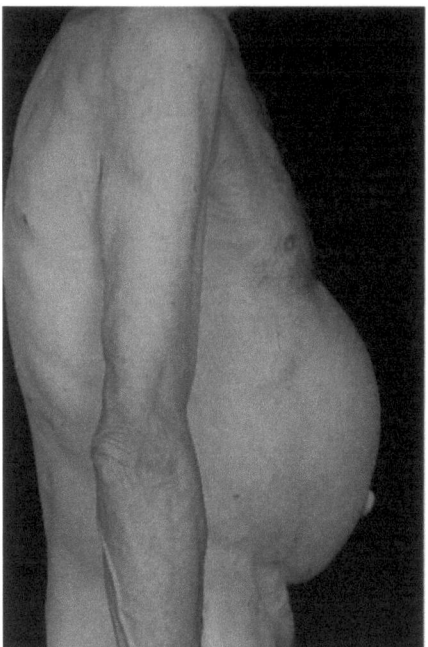

Abb. 1.27: Massive Splenomegalie bei einem 60-jährigen Patienten mit chronisch lymphatischer Leukämie. Der Patient hatte wegen zunehmenden Bauchumfangs den Hausarzt aufgesucht. Die Splenomegalie ist ein häufiges Symptom der CLL, das die Patienten zum Arzt führt. Die Beschwerden werden meist als Atemnot, Obstipation oder wachsender Bauchumfang angegeben.

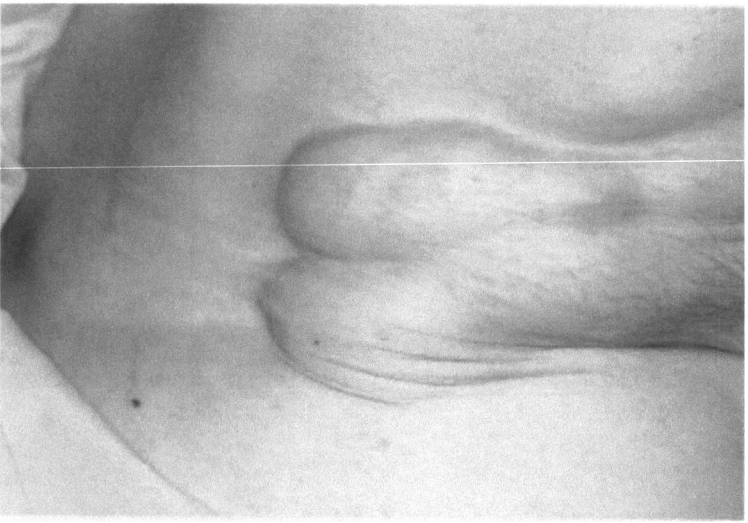

Abb. 1.28: Große inguinale Lymphome als Manifestation einer chronisch lymphatischen Leukämie bei einem 63-jährigen Patienten.

1.8 Maligne Lymphome

Etwa 40 % der Patienten mit malignen Lymphomen sind an einem Morbus Hodgkin erkrankt, die übrigen an einem Non-Hodgkin-Lymphom. In der Behandlung des Morbus Hodgkin wurden in den letzten Jahren durch die Strahlen- und Chemotherapie erhebliche Fortschritte erzielt. Während in den lokal begrenzten Stadien die alleinige Strahlentherapie ausreicht, wird heute meist in den Stadien II mit Risikofaktoren, III und IV die primäre Chemotherapie durch eine nachfolgende Bestrahlung ergänzt.

Neben Hodentumoren ist der Morbus Hodgkin im Frühstadium inzwischen der Prototyp eines heilbaren Malignoms. Durch die lange Überlebenszeit behandelter Patienten werden inzwischen häufiger Zweitmalignome beobachtet, die möglicherweise therapieinduziert sind. Auch bei der Gruppe der hochmalignen Non-Hodgkin-Lymphome kommen derzeit etwa 50 % der Patienten in eine Langzeitremission.

Die Einteilung der Non-Hodgkin-Lymphome erfolgt heute überwiegend nach der Kieler Klassifikation, die zu der Gruppe der hochmalignen Lymphome die immuno-, zentro- und lymphoblastischen Lymphome und zur Gruppe der niedrigmalignen Lymphome die Immunozytome, Zentrozytome und die zentrozytisch-zentroblastischen Lymphome zählt. Die meisten malignen Lymphome stammen von B-Zellen (B-Zell-Lymphom) ab, seltener sind T-Zell-Lymphome.

Die häufigste Erstmanifestation der malignen Lymphome, die den Patienten zum Arzt führt, sind einzelne oder multiple Lymphknotenschwellungen (s. Abb. 1.29 und 1.30), seltener primäre oder sekundäre Organmanifestationen. Gelegentlich kommen – insbesondere bei den T-Zell-Lymphomen Hautinfiltrate (s. Abb. 1.31 und 1.34), seltener auch Organmanifestationen – wie Orbita- (s. Abb. 1.36), Mamma- (s. Abb. 1.35) oder Tonsillenbefall (s. Abb. 1.37) als Erstmanifestation vor. Bei knapp der Hälfte der Patienten, besonders in fortgeschrittenen Stadien, treten Allgemeinsymptome wie Juckreiz, Gewichtsabnahme oder Nachtschweiß auf.

Die sog. Mykosis fungoides (s. Abb. 1.39) ist ein T-Zell-Lymphom, welches zunächst nur die Haut befällt. Da die Hautläsionen initial Ekzemen, Kontaktallergien oder auch einer Psoriasis gleichen, wird die Diagnose häufig verzögert gestellt. Im weiteren Verlauf verdicken sich die ekzematösen Herde zu Plaques und nehmen schließlich tumorösen Charakter an. Primär kann der Krankheitsverlauf durch lokale Maßnahmen, wie eine Photochemotherapie mit Psoralen und UVA-Licht (PUVA-Therapie) sowie Vitamin A-Derivate, günstig beeinflußt werden; im fortgeschrittenen Stadium kommen Zytostatika oder eine Strahlentherapie zur Anwendung.

Die angioimmunoblastische Lymphadenopathie (s. Abb. 1.38) ist durch He-
pato- und Splenomegalie, eine generalisierte Lymphknotenschwellung,
hämolytische Anämie, Fieber, gehäufte Allergien und ggf. Hypergammaglo-
bulinämie charakteristiert und stellt primär eine Erkrankung aus dem immu-
nologischen Formenkreis dar. Sie geht aber in 35 % der Fälle in ein aggressiv
wachsendes B-Zell-Lymphom über.

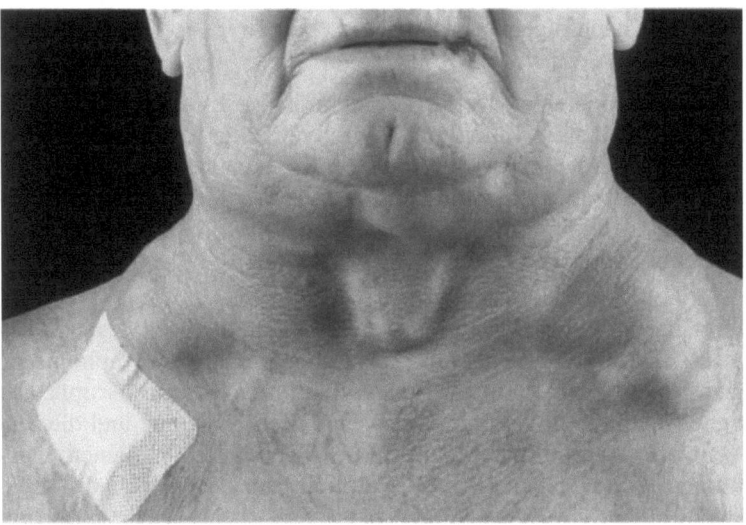

Abb. 1.29: Ausgeprägte Lymphome bei einem 74-jährigen Patienten. Die Vergrößerung der
zervikalen Lymphknoten ist häufig die vom Patienten primär bemerkte Manifestation eines
malignen Lymphoms. Bei diesem Patienten war die Beweglichkeit des Halses durch die
Lymphknotenpakete eingeschränkt, was ihn zum Arzt führte. Die histologische Untersuchung eines entnommen Lymphknotens erbrachte die Diagnose eines Non-Hodgkin Lymphoms.

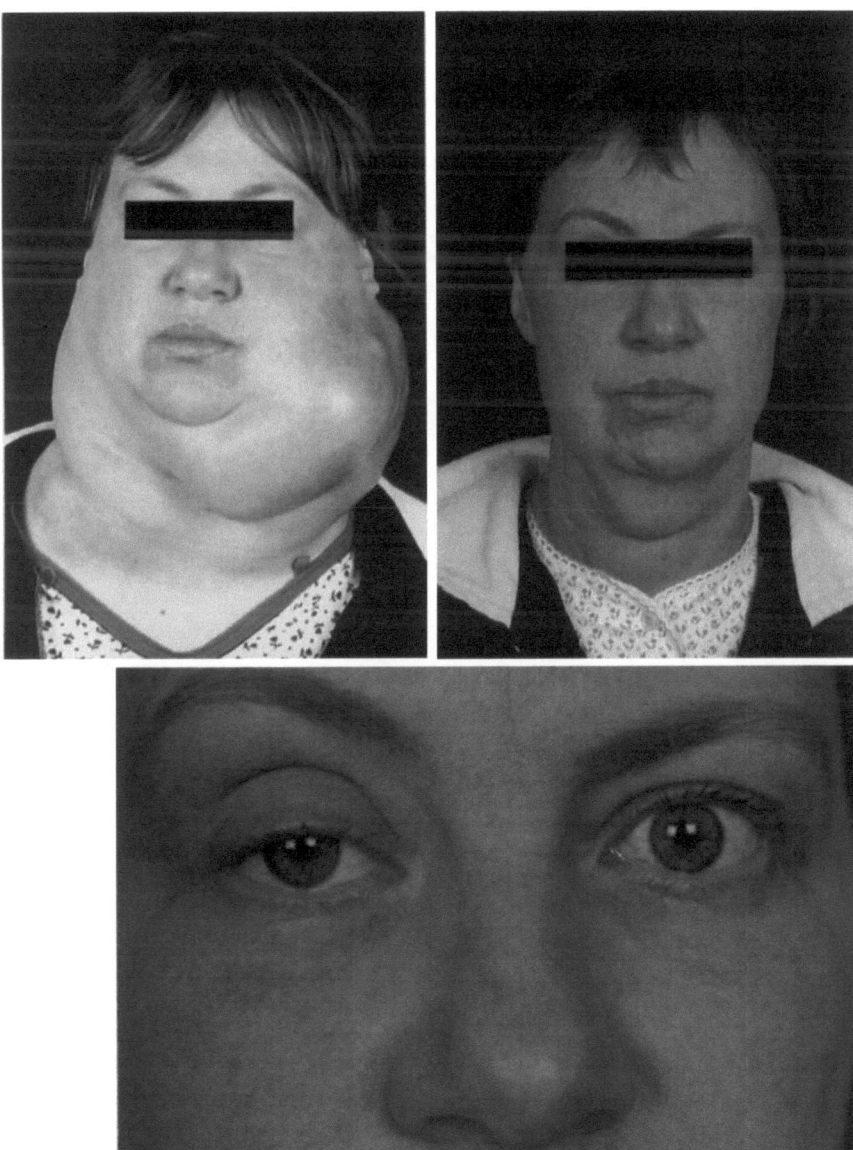

Abb. 1.30: Ausgedehnte zervikale Lymphknotenpakete als Manifestation eines zentrozytisch-zentroblastischen Lymphoms bei einer 49-jährigen Patientin vor Therapie (*oben links*). Nach Chemotherapie bildeten sich die Lymphome völlig zurück (*oben rechts*). Leider kam es nach einigen Wochen zu einem zerebralen Rezidiv, dessen Erstsymptomatik die unten dargestellte Okulomotoriusparese war. Eine zerebrale Beteiligung kommt bei hochmalignen Lymphomen in 3 bis 5% der Fälle vor.

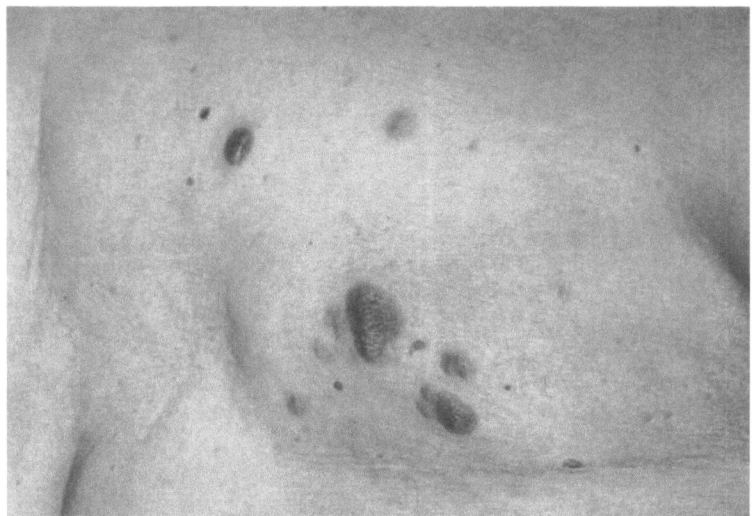

Abb. 1.31: Primärer Hautbefall durch ein hochmalignes Non-Hodgkin-Lymphom.

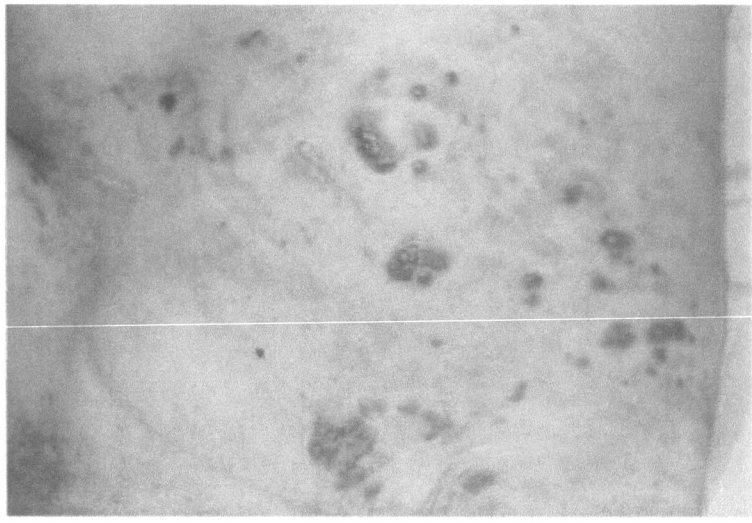

Abb. 1.32: Hautbefall bei einer 73-jährigem Patienten mit lymphoblastischem Lymphom. Zuweilen tritt ein Hautbefall als Erstmanifestation maligner Lymphome auf. Da periphere Lymphknoten nicht gleichzeitig vergrößert sein müssen, gestaltet sich die Diagnose trotz häufiger Allgemeinsymptome als schwierig. Bei unklaren Hautinfiltraten empfiehlt sich eine frühzeitige Probeexzision, um baldmöglichst eine adäquate Therapie einleiten zu können.

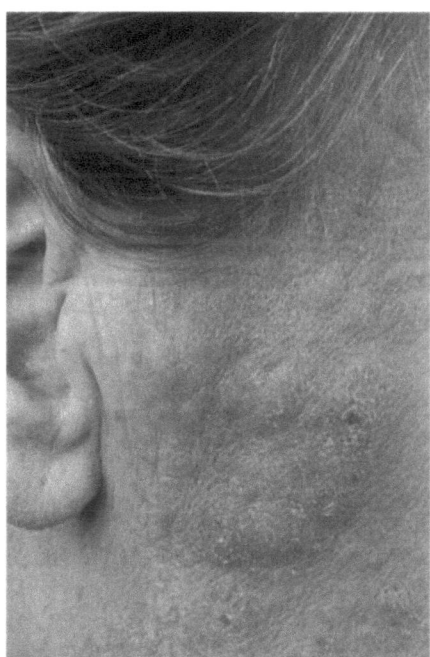

Abb. 1.33: Hautbefall durch ein T-Zell-Lymphom bei einem 46-jährigen Patienten.

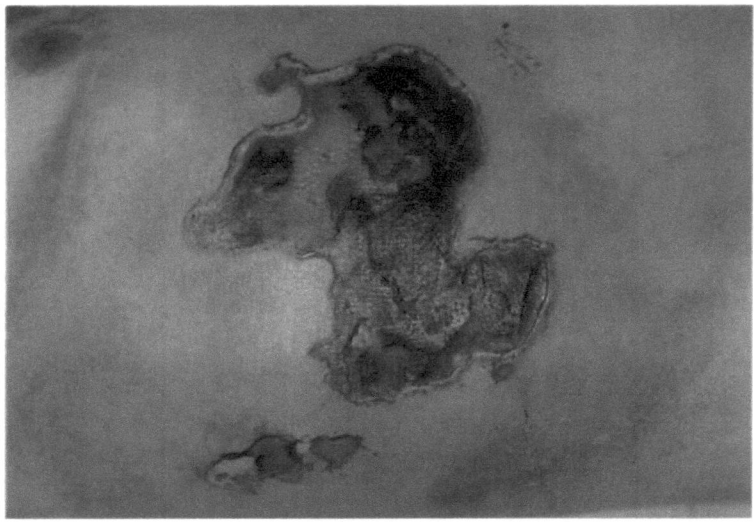

Abb. 1.34: Hautbefall eines T-Zell-Lymphoms. 20-jähriger Patient, bei dem es nach Chemotherapie zu einer trockenen Nekrose des befallenen Hautbezirks kam.

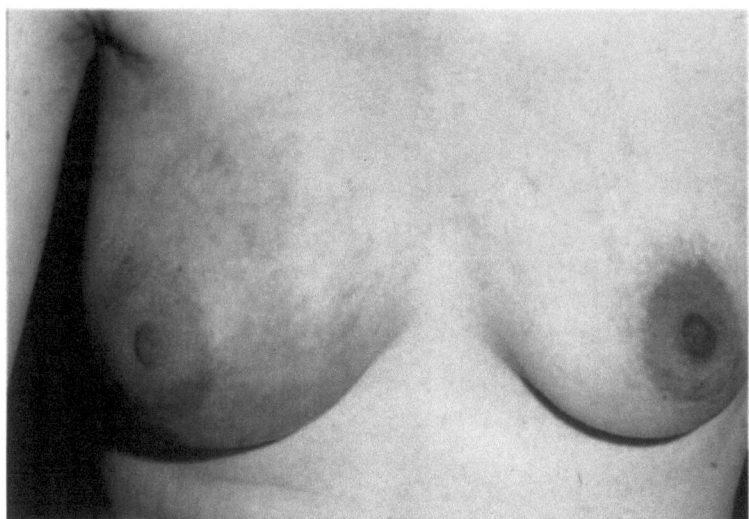

Abb. 1.35: Immunoblastom der rechten Mamma. Diese sehr seltene Primärmanifestation eines malignen Lymphoms ähnelt makroskopisch einem inflammatorischen Mammakarzinom.

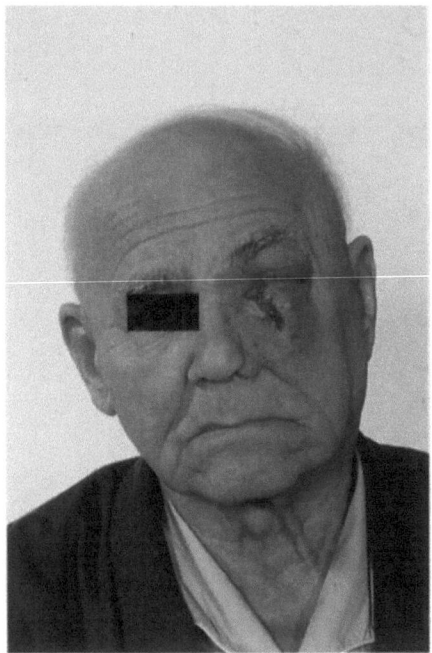

Abb. 1.36: Immunozytom der linken Orbita (68-jähriger Patient).

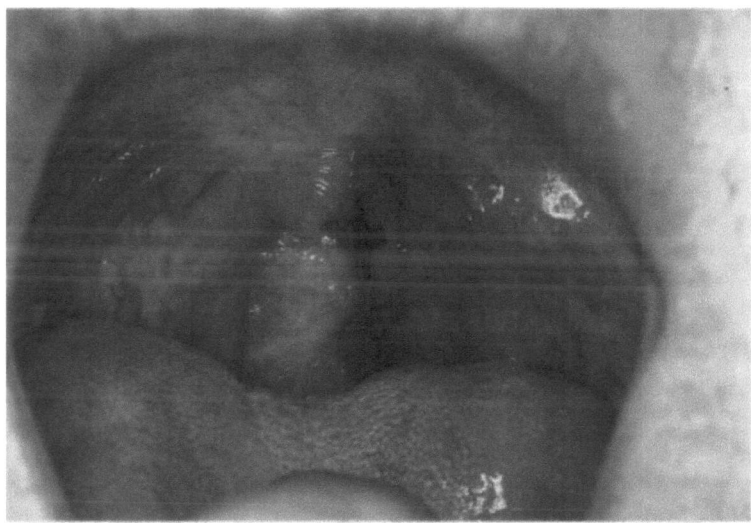

Abb. 1.37: Rezidiv eines lymphoblastischen Lymphoms im Tonsillenbereich bei einer 73-jährigen Patientin. Diese seltene Manifestation zeigt, daß in der Nachsorge insbesondere auch auf Schluckbeschwerden der Patienten zu achten ist. Die Inspektion des Waldeyerschen Rachenringes gehört ebenfalls zur Primärdiagnostik maligner Lymphome.

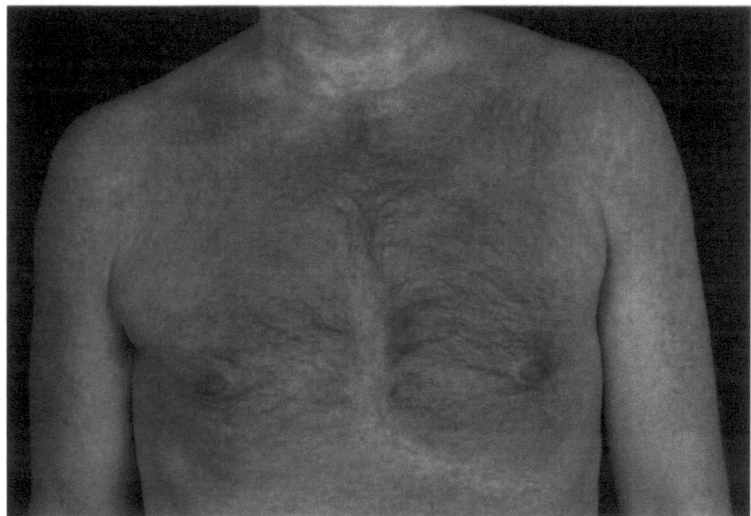

Abb. 1.38: Ausgeprägtes allergisches Exanthem bei einem 42-jährigen Patienten mit angio-immunoblastischer Lymphadenopathie, der auf zahlreiche Antibiotika allergisch reagierte.

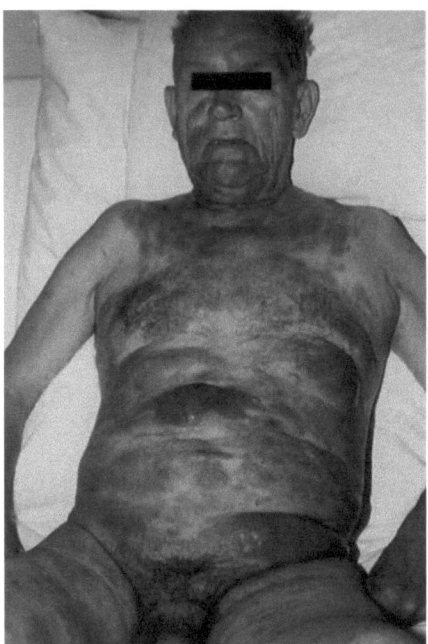

Abb. 1.39: Mykosis fungoides bei einem 74-jährigen Patienten mit Befall des gesamten Integumentes. Besonders betroffen waren der Stamm- (*oben*) und der Unterarmbereich (*unten*).

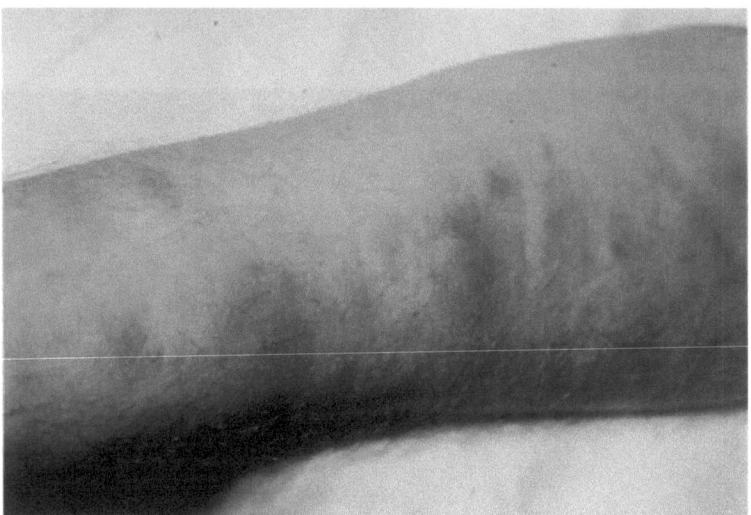

1.9 Multiples Myelom

Das multiple Myelom (Plasmozytom) ist durch eine monoklonale Proliferation maligner Plasmazellen gekennzeichnet. In der überwiegenden Mehrzahl sezernieren die Plasmozytome IgG (ca. 68%) oder IgA (ca. 23%). Diesen

Haupttypen der Plasmozytome stehen das Bence-Jones-Plasmozytom (ca. 7%) und seltene Sonderformen wie das IgD-, IgE- und das biklonale Plasmozytom gegenüber. Das durch die alleinige Synthese von Leichtketten gekennzeichnete Bence-Jones-Plasmozytom verläuft besonders maligne und stellt immer eine Indikation zur Chemotherapie dar. Häufige Erstsymptome des Plasmozytoms sind eine Sturzsenkung (s. Abb. 1.40) und Knochenschmerzen, die – insbesondere bei Auftreten im Wirbelsäulenbereich – oft als Ischialgien interpretiert werden. Röntgenologisch bestehen in den meisten Fällen Osteolysen, seltener eine diffuse Osteoporose. Im weiteren Krankheitsverlauf kann es zu pathologischen Frakturen, zum Hyperviskositätssyndrom, zur Niereninsuffizienz, zur Hyperkalzämie und – meist final – zur Knochenmarkinsuffizienz, seltener zur leukämischen Ausschwemmung von Plasmazellen, kommen. In ca. 15% der Patienten mit Plasmozytom tritt eine Amyloidose auf (s. Abb. 1.44–1.47), die therapeutisch meist nicht zu beeinflussen ist. Bei besonders maligne verlaufenden Plasmozytomen können auch extraossären Manifestationen auftreten, die dann als Infiltrate oder Tumore imponieren (s. Abb. 1.41–1.43). Zur Diagnosestellung eines multiplen Myeloms sind die Serum-Immunelektrophorese, sowie eine Knochenmark- und Jamshidipunktion erforderlich. Für die Stadiumeinteilung und Prognose der Plasmozytome ist die Erfassung einer Bence-Jones-Proteinurie von Bedeutung. Die zytostatische Therapie richtet sich nach dem Stadium der Erkrankung und kann im Bedarfsfall durch eine lokale Bestrahlung ergänzt werden. Weiterhin ist auf eine möglicherweise auftretende Hyperkalzämie und auf eine adäquate Schmerztherapie zu achten.

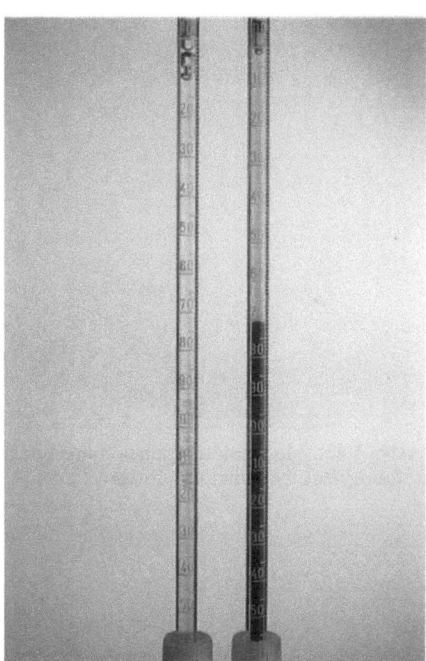

Abb. 1.40: Sturzsenkung bei einem Patienten mit Plasmozytom (*links*) im Vergleich zu einem Patienten mit akutem Infekt (*rechts*).

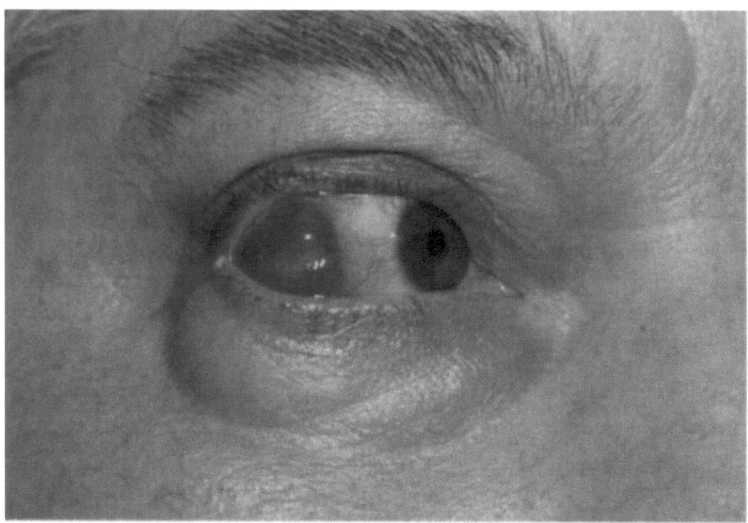

Abb. 1.41: Manifestation eines Plasmozytoms im Bereich der Konjunktiva mit nachfolgender Einblutung.

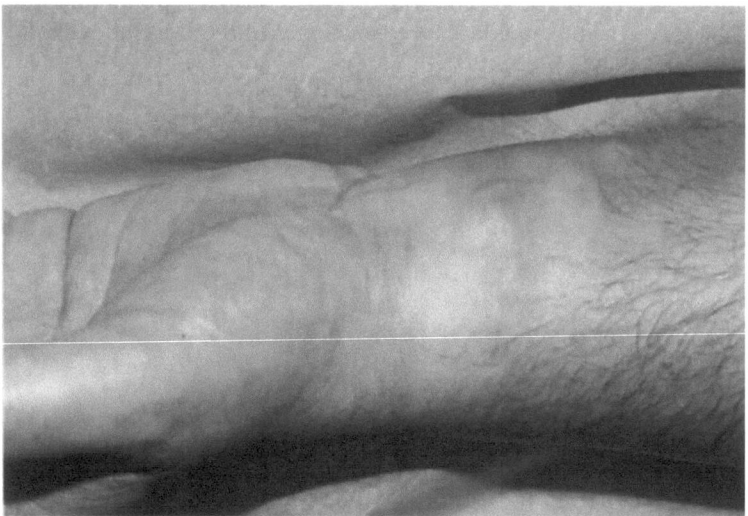

Abb. 1.42: Manifestation eines tumorbildenden Plasmozytoms im subkutanen Gewebe am Handgelenk bei einer 49-jährigen Patientin mit rasch progredientem Krankheitsverlauf.

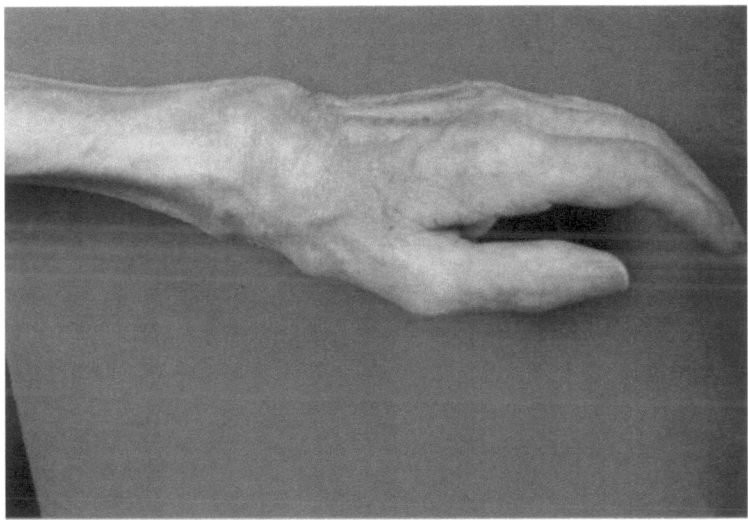

Abb. 1.43: Plasmozytomherd an der Handwurzel. Bei dieser Patientin ging das Plasmozytom ein Jahr nach Diagnosestellung in eine Plasmazell-Leukämie über.

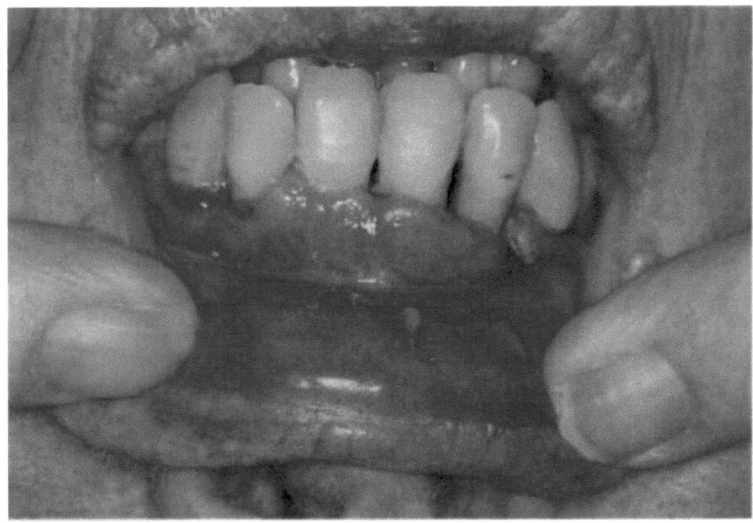

Abb. 1.44: Amyloidknötchen im Bereich der Mundschleimhaut.

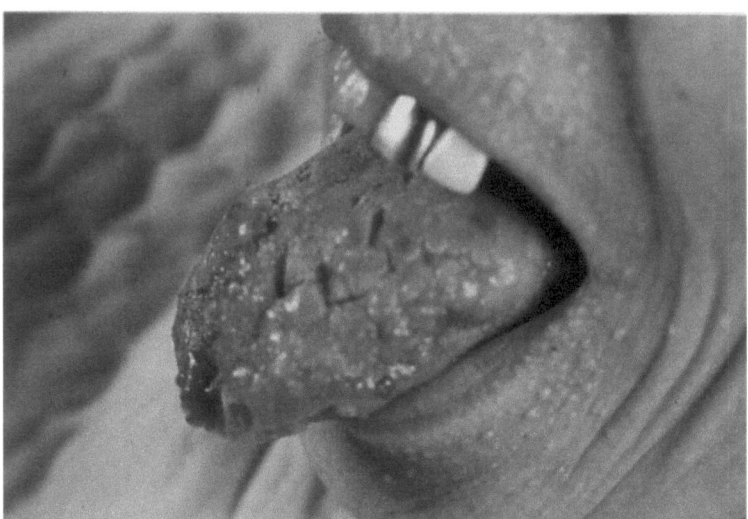

Abb. 1.45: Ausgeprägte, zerklüftete Amyloidzunge als Ausdruck einer sekundären Amyloidose bei Plasmozytom.

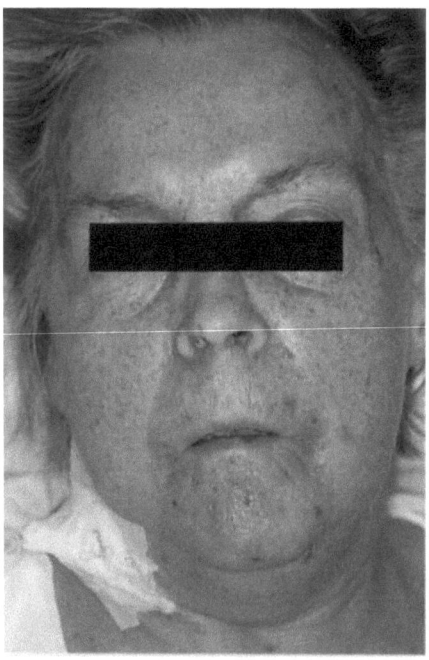

Abb. 1.46: Amyloideinlagerungen im Gesichtsbereich bei einer 64-jährigen Patientin mit Plasmozytom. Im Verlauf der Erkrankung kam es zu sklerodermieartigen Veränderungen im Mundbereich (Mikrostomie).

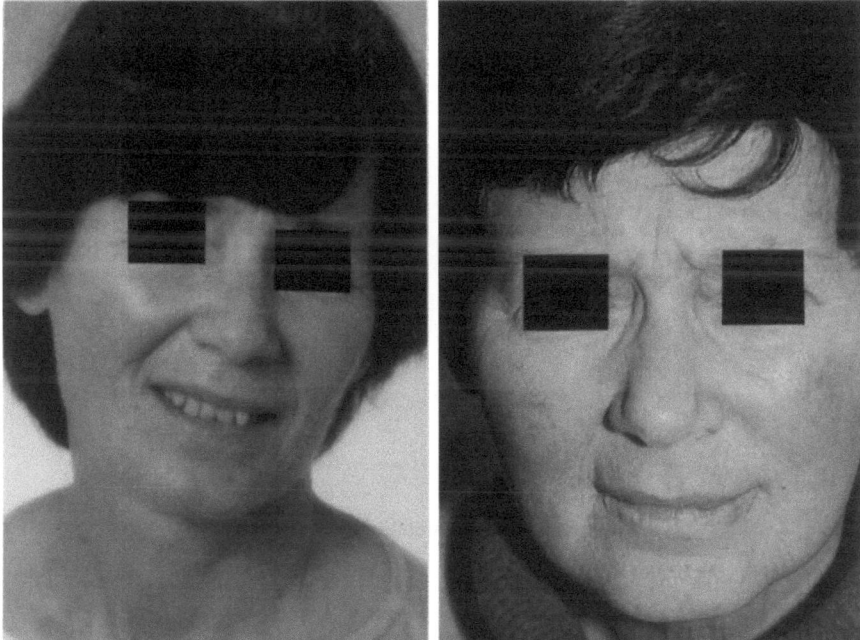

Abb. 1.47: Amyloidose bei Plasmozytom, 59-jährige Patientin. Patientin drei Jahre vor Beginn der Erkrankung (*links*). Nach Entwicklung der Amyloidose zeigt sich eine straffe Retraktion der Haut im Bereich der Nasenwurzel und des Mundes (*rechts*).

1.10 Makroglobulinämie

Unter den Makroglobulinämien werden verschiedene Krankheitsbilder zusammengefaßt, die sich alle durch Makroglobulinämiepeaks (meist IgM) auszeichnen. Die bekannteste Form ist der Morbus Waldenström, eine mild verlaufende Erkrankung, die anfangs durch Lymphknotenschwellungen, Müdigkeit und Dyspnoe gekennzeichnet ist. Bei ausgeprägter Makroglobulinämie tritt gelegentlich die sog. Purpura makroglobulinaemica (s. Abb. 1.49), insbesondere an den unteren Exremitäten, auf. Im Differentialblutbild findet man häufig eine Geldrollenbildung (s. Abb. 1.48). Im Verlauf der Erkrankung entwickelt sich meist ein Hyperviskositätssyndrom und eine Kryoglobulinämie, die sich als schmerzhafte Schwellung und Rötung (s. Abb. 1.50) oder als Raynaud-Symptomatik (s. Abb. 1.51) äußern und im Bereich der Akren zu Ischämien und sogar zu massiven Nekrosen führen können (s. Abb. 1.52).

Histologisch ist der Morbus Waldenström den niedrig malignen Lymphomen (Immunozytomen) zuzuordnen. Die Therapie richtet sich nach dem Stadium der Erkrankung. Bei ausgeprägtem Hyperviskositätssyndrom oder Kryoglobulinämie bringt eine Plasmapherese meist Besserung.

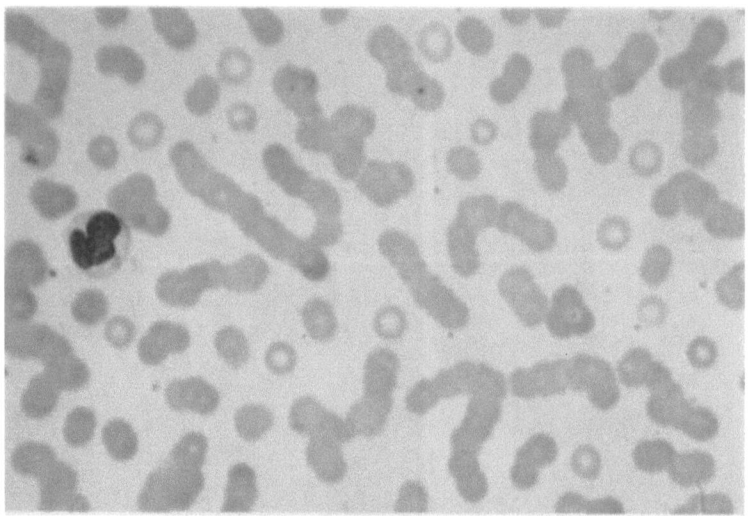

Abb. 1.48: Geldrollenbildung im Differentialblutbild.

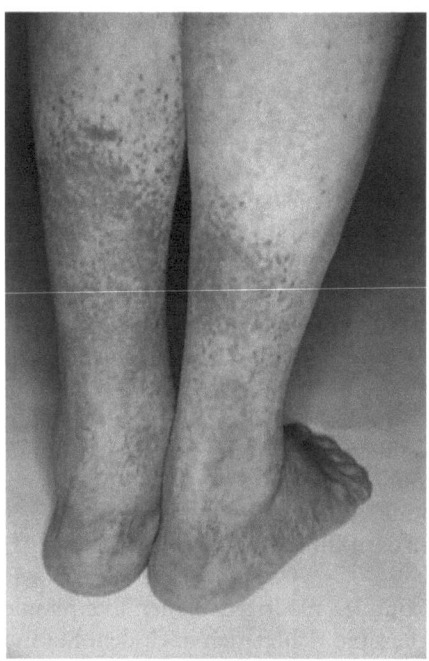

Abb. 1.49: Purpura makroglobulinaemica beim Morbus Waldenström.

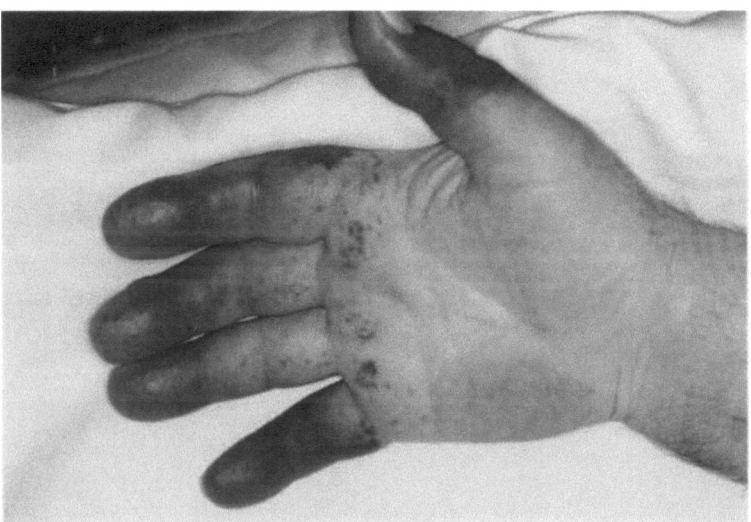

Abb. 1.50: Schwellung und Rötung im Bereich der Akren infolge einer Kryoglobulinämie bei einem 55-jährigen Patienten mit Morbus Waldenström.

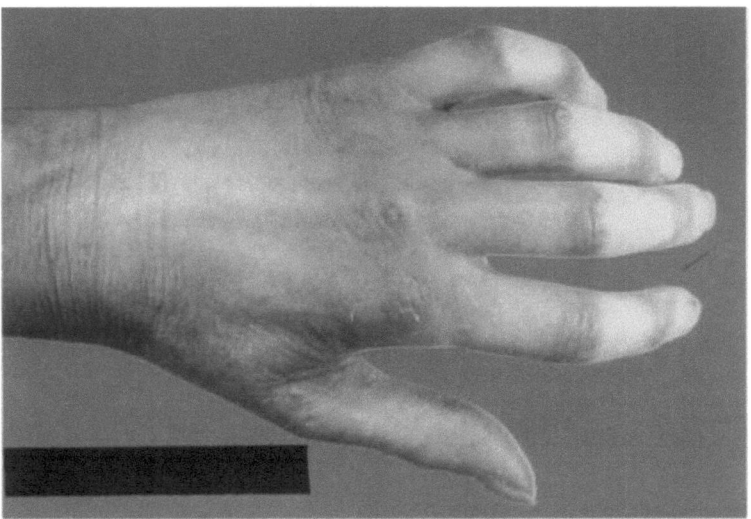

Abb. 1.51: Ausgeprägtes Raynaud-Phänomen im Rahmen einer Kryoglobulinämie bei einer 72-jährigen Patientin mit Morbus Waldenström.

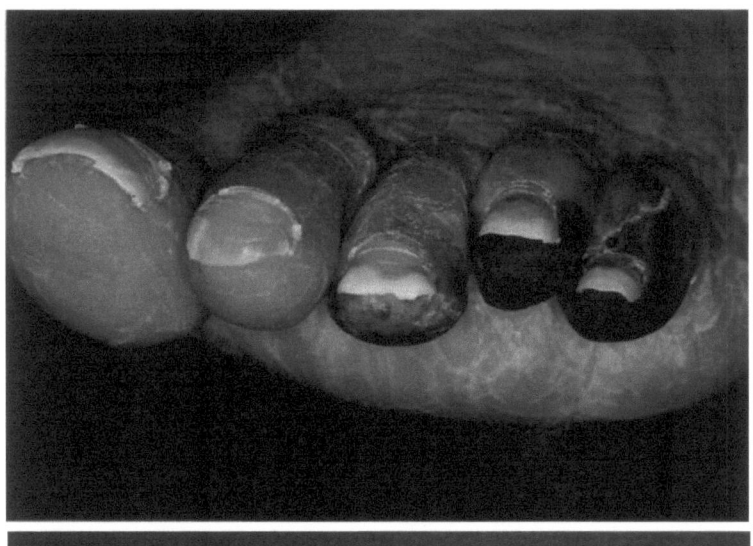

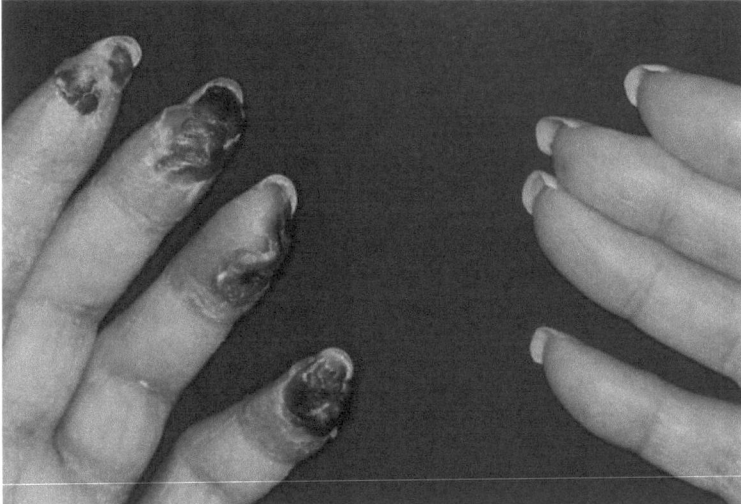

Abb. 1.52: Gangrän im Zehen- (*oben*) und Fingerbereich (*unten*) bei einer 53-jährigen Patientin mit Morbus Waldenström und hohem Kälteagglutinintiter.

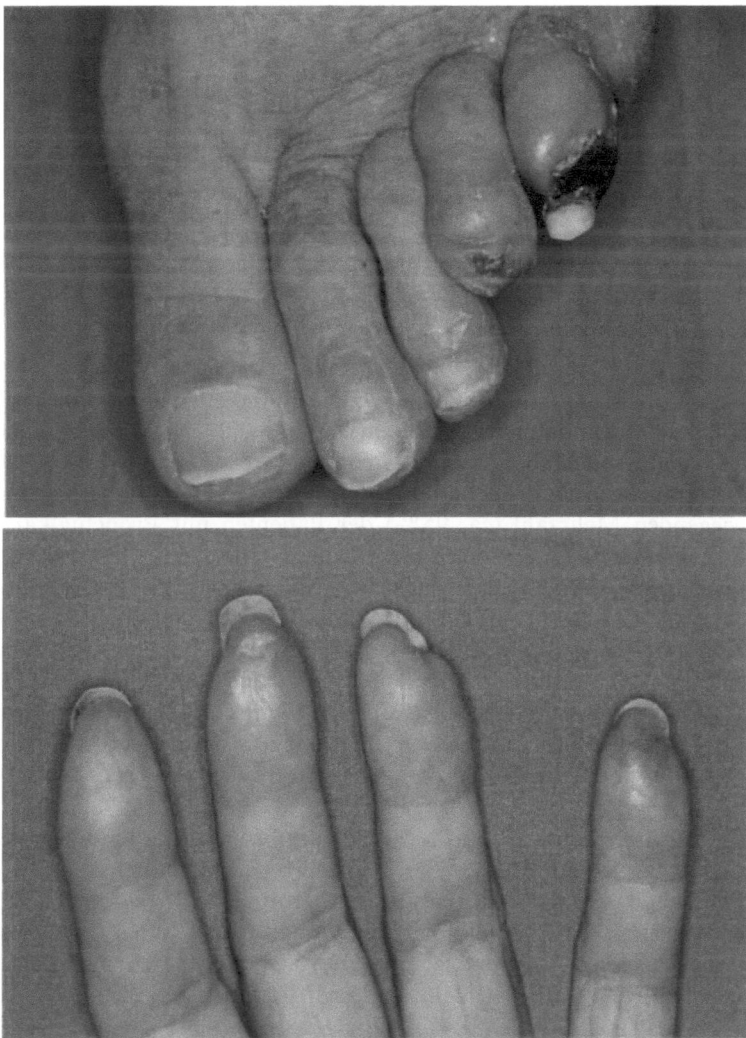

Abb. 1.52: Durch eine rheologische Therapie konnten die Nekrosen zum größten Teil zur Abheilung gebracht werden.

2 Onkologische Erkrankungen

2.1 Karzinome

2.1.1 Bronchialkarzinom

Das Bronchialkarzinom hat in seiner Häufigkeit seit der Jahrhundertwende erheblich zugenommen. An einem Zusammenhang zwischen Zigarettenrauchen und Bronchialkarzinom besteht heute kein Zweifel mehr. Auch wenn bei Nichtrauchern ein Bronchialkarzinom auftreten kann, findet sich bei der überwiegenden Mehrzahl (ca. 95%) der Patienten mit Bronchialkarzinom eine Raucheranamnese. Klinisch stehen meist Husten (oft mit Hämoptyse) und Dyspnoe im Vordergrund. Auch eine ausgeprägte obere Einflußstauung (Vena cava superior-Syndrom) kann die klinische Erstsymptomatik eines Bronchialkarziniroms sein. Besonders bei dem apikal gelegenem Pancoast-Tumor kommt es durch lokal infiltrierendes Wachstum häufig zu Schmerzen und u.U. zu neurologischen Störungen (s. Abb. 2.1). Die beim kleinzelligen Bronchialkarzinom gelegentlich auftretenden Hautmetastasen (s. Abb. 2.2) können – bedingt durch das rasche Wachstum des Tumors – auch spontan zerfallen.

Histologisch werden vier Haupttypen des Bronchialkarzinoms unterschieden. Ca. 20–25% entfallen auf das kleinzellige Bronchialkarzinom, während das Plattenepithel-, das Adeno- und das großzellige Karzinom zusammen 75–80% ausmachen. Vom biologischen Verhalten und vom klinischen Verlauf her unterscheiden sich die drei letzteren Formen und werden unter dem Begriff des nichtkleinzelligen Bronchialkarzinoms zusammengefaßt.

Das kleinzellige Bronchialkarzinom ist durch ein sehr rasches Wachstum, eine kurze Tumorverdopplungszeit und frühzeitige Metastasierung gekennzeichnet. Bedingt durch die biologische Aggressivität ist die Mehrzahl der Fälle (bei gründlichem Staging ca. 2/3) bereits bei Primärdiagnose metastasiert (s. Abb. 2.1). Wegen der hohen Empfindlichkeit gegenüber Bestrahlung und Zytostatika ist die Chemotherapie beim kleinzelligen Bronchialkarzinom fest etabliert. Für die Prognose und den Erfolg der Therapie hat sich die Einteilung in ein Stadium "limited disease"

- Begrenzung auf den initial befallenen Hemithorax
- ipsilaterale supraklavikuläre Lymphknoten
- Atelektase

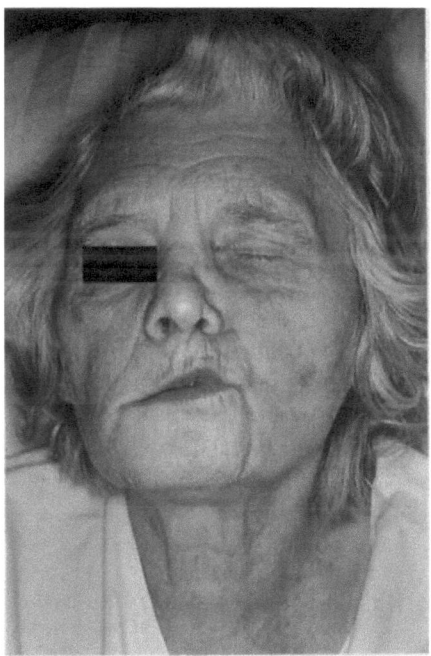

Abb. 2.1: Periphere Fazialisparese bei einer 65-jährigen Patientin mit kleinzelligem Bronchialkarzinom und Metastasen im Parotisbereich.

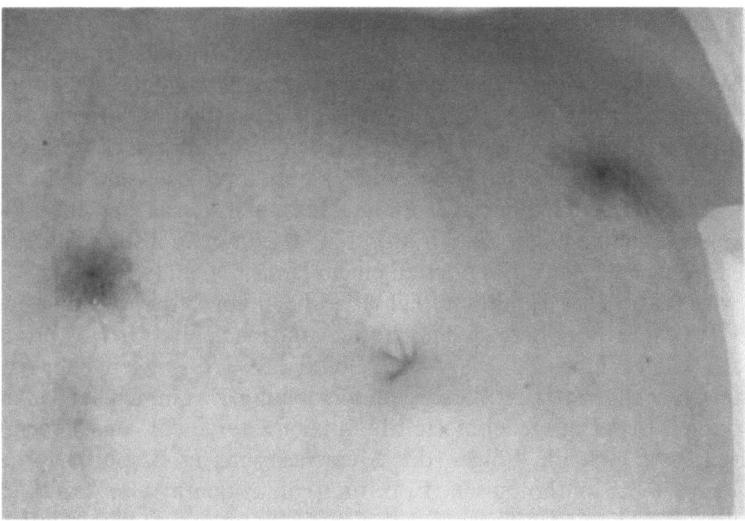

Abb. 2.2: Nekrotisch zerfallende Hautmetastasen bei einer 58-jährigen Patientin mit kleinzelligem Bronchialkarzinom.

- Rekurrensparese
- Pleuraerguß ohne maligne Zellen

und ein Stadium "extensive disease"

- Befall beider Thoraxhälften
- Pleuraerguß mit malignen Zellen
- Vena cava superior-Syndrom
- extrathorakale Metastasen

bewährt.

Trotz großer individueller Unterschiede wachsen die nicht-kleinzelligen Bronchialkarzinome meist weniger schnell als das kleinzellige Bronchialkarzinom und metastasieren auch später. Die Chemotherapie ist meist wenig effektiv, so daß die lokal-therapeutischen Maßnahmen im Vordergrund stehen und eine Chemotherapie nur in einem Teil der Fälle mit fortgeschrittenem Tumor in Betracht kommt.

2.1.2 Mammakarzinom

Das Mammakarzinom wird meist durch einen tastbaren Knoten von der Patientin selbst entdeckt. Jeder Knoten sollte – insbesondere in Risikofällen – röntgenologisch bzw. sonographisch und ggf. durch eine Probeexzision abgeklärt werden. Bestätigt sich die Diagnose eines Karzinoms, müssen im Rahmen der Primäroperation auch die Hormonrezeptoren am Tumorgewebe bestimmt werden, da sich daraus wichtige Hinweise für die Prognose und Therapie ergeben. Das inflammatorische Mammakarzinom (s. Abb. 2.4 und 2.5) ist ohne zytostatische Therapie durch einen besonders rasch progredienten Verlauf gekennzeichnet. Daher wird heute nach Diagnosesicherung sofort mit einer Chemotherapie begonnen und die Lokaltherapie (Operation, Bestrahlung) erst sekundär durchgeführt. Neben den häufig vorkommenden Skelett- und Lungenmetastasen sowie einer Pleurakarzinose, sind manche Mammakarzinome durch eine ausgeprägte Hautmetastasierung charakterisiert. In Einzelfällen kann ein lokal infiltrierendes Tumorwachstum zu neurologischen Störungen (s. Abb. 2.6) oder zu einem Lymphödem (s. Abb. 2.47) führen. Bei Ausbreitung des Tumors seitlich über die Grenzen der Mamma und unter der Haut entsteht im Bereich der Thoraxwand eine panzerartige Tumormasse, der sog. Cancer en cuirasse (s. Abb. 2.3 und 2.5). Trotz allgemeiner Aufklärungen und des Angebots von Vorsorgeuntersuchungen kommen bei der Erstdiagnose immer wieder ausgedehnteste Mammakarzinome vor. In seltenen Fällen führen sogar erst die Folgen der Metastasierung (z. B. Luftnot bei malignem Pleuraerguß, pathologische Frakturen) die Patientin zum Arzt. Die Einleitung und Festlegung der Therapie sollte in einem onkologischen Zentrum erfolgen. Wichtig sind vor allem regelmäßige und genaue Kontrolluntersuchungen, um frühmöglichst eine Metastasierung zu erkennen.

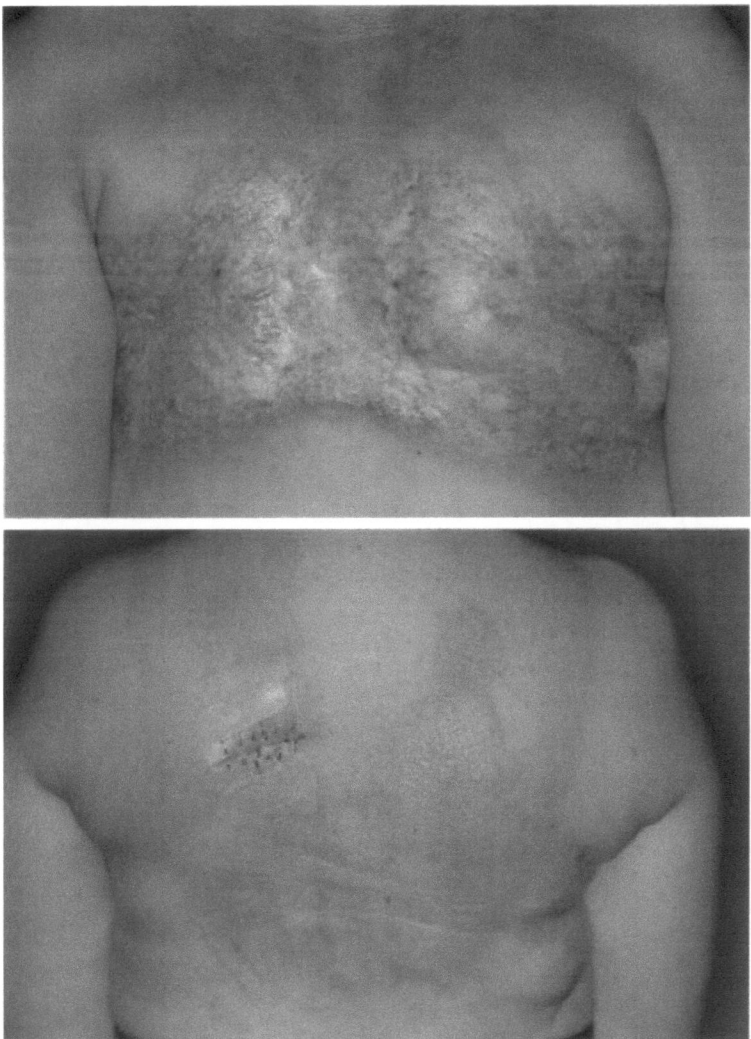

Abb. 2.3: Bei dieser Patientin bildeten sich im vorbestrahlten Gebiet Metastasen aus, die zunächst als kleine, rote Punkte auftraten und von der Patientin als Exanthem gedeutet wurden (*oben*). In kürzester Zeit kam es zur subkutanen Ausbreitung am Rücken und es entwickelte sich das Bild eines sog. Cancer en cuirasse (*unten*).

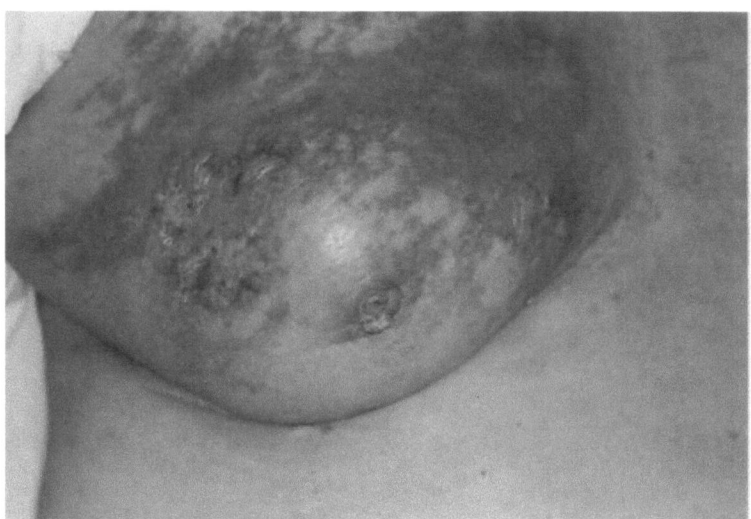

Abb. 2.4: Lokal fortgeschrittenes inflammatorisches Mammakarzinom bei einer 63-jährigen Patientin, das bereits zu Nekrosen geführt hatte.

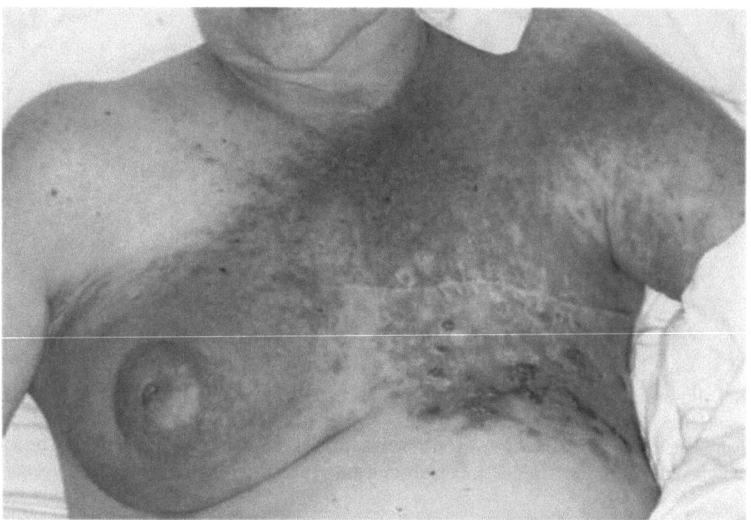

Abb. 2.5: 55-jährige Patientin mit Mammakarzinom. Links Z. n. Operation mit nachfolgender Strahlentherapie und neu aufgetretenen Hautmetastasen eine Jahr nach Operation. Aus den Hautmetastasen entwickelte sich das Vollbild eines Cancer en cuirasse. Typisches inflammatorisches Mammakarzinom auf der rechten Seite.

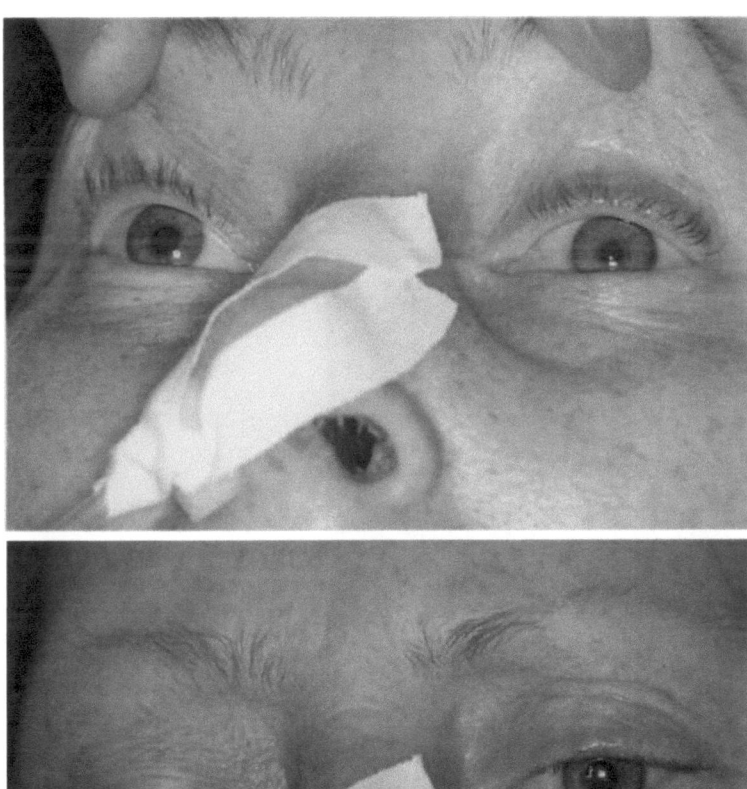

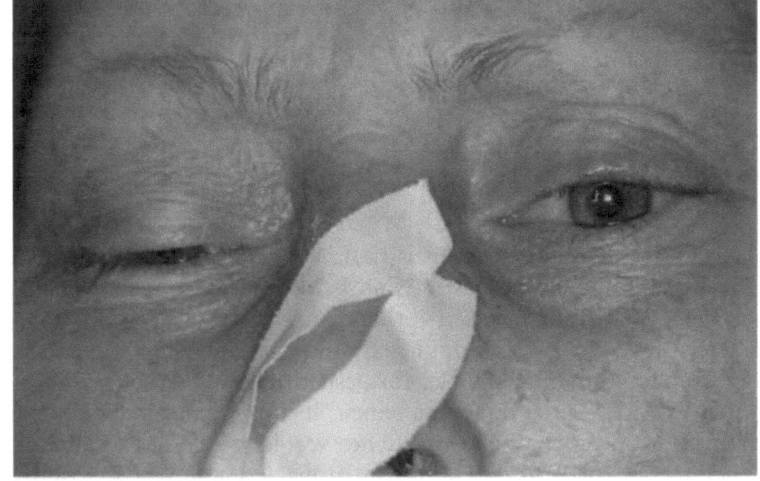

Abb. 2.6: Horner-Syndrom bei einer 53-jährigen Patientin mit metastasiertem Mammakarzinom hervorgerufen durch eine tumorbedingte Läsion des zervikalen Nervus Sympathikus. Miosis (*oben*), Ptosis (*unten*).

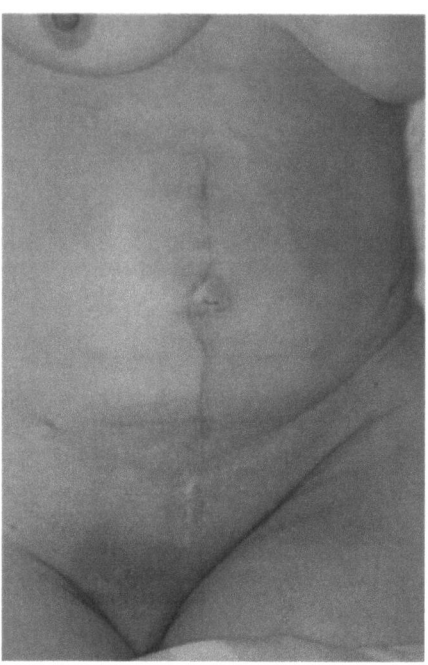

Abb. 2.7: Umgehungskreislauf infolge eines ausgedehnten Ovarialkarzinoms bei einer 63-jährigen Patientin mit kompressionsbedingter tiefer Bein- und Beckenvenenthrombose links.

2.1.3 Ovarialkarzinom

Das Ovarialkarzinom tritt meist kurz vor oder nach der Menopause auf. Da Frühsymptome häufig fehlen, sind bei Primärdiagnose oft bereits große Tumoren oder Fernmetastasen vorhanden. Therapeutisch steht die Operation an erster Stelle. Je nach Krankheitsstadium können sich Chemotherapie oder Bestrahlung anschließen. Bei fortgeschrittenen Ovarialkarzinomen sprechen über 75 % der Patientinnen auf eine Chemotherapie an, einige sogar mit Vollremission. Liegt ein massiver Ascites vor, ist neben der systemischen Chemotherapie auch die palliative intraperitoneale Gabe von Zytostatika indiziert, die in einem Teil der Fälle zum Sistieren der Ascitesbildung führt. Große Tumormassen im kleinen Becken können eine lymphatische bzw. venöse Abflußbehinderung im Bereich der unteren Extremitäten verursachen, die wiederum ausgeprägte Umgehungskreisläufe zur Folge haben. In diesen Fällen bringt eine palliative lokale Strahlentherapie zuweilen Besserung.

2.1.4 Kolorektales Karzinom

Das kolorektale Karzinom ist der zweithäufigst vorkommende Tumor und betrifft besonders die Altersgruppe über 50 Jahre. Sigma und Rektum bilden die häufigsten Lokalisationsstellen (ca. 75%), histologisch handelt es sich meist um Adenokarzinome. Klinische Symptome, die den Patienten primär zum Arzt führen, sind Blutungen (70%), anhaltende Änderungen der Stuhlgewohnheiten, Schmerzen und bei fortgeschrittenen Tumoren Anämie und Gewichtsverlust (s. Abb. 1.1). Rektale Untersuchung bzw. Koloskopie führen zur Diagnose. Kann der Tumor primär völlig reseziert werden und sind keine Metastasen vorhanden, haben die Patienten eine gute Prognose (5-Jahresüberlebenszeit 74–100%), bei metastasiertem Tumor liegt die 5-Jahresüberlebensrate je nach Primärlokalisation bei ca. 15–50%.

Die Chemotherapie der fortgeschrittenen, metastasierten kolorektalen Karzinome ist leider immer noch unbefriedigend. Daher muß außerhalb von Studien über die Indikation zur Chemotherapie individuell entschieden werden. Bei nachgewiesener Progression und/oder tumorbedingten Beschwerden kann bei Patienten in gutem Allgemeinzustand eine Chemotherapie gerechtfertigt sein. Die Basis derselben stellt nach wie vor das 5-Fluorouracil dar. Möglicherweise kann die Modulation der 5-Fluorouracil-Wirkung durch Folinsäure die Ergebnisse der Chemotherapie verbessern. Bei alleiniger Lebermetastasierung besteht die Möglichkeit einer Leberperfusionstherapie. Im fortgeschrittenem Stadium kommt es häufig zu einer für den Patienten sehr belastenden massiven Ascitesbildung, die in einigen Fällen durch die intraperitoneale Gabe von Zytostatika günstig zu beeinflussen ist. Probleme ergeben sich auch durch das Entstehen eines Ileus (hervorgerufen durch ein Lokalrezidiv oder peritoneale Metastasen). Manchmal erreicht man durch eine Umgehungsanastomose oder einen Anus praeter eine vorübergehende Besserung, oft ist aber wegen des schlechten Allgemeinzustandes des Patienten eine Operation nicht mehr möglich und es bleibt letztlich nur eine adäquate Schmerzbehandlung als Therapiemaßnahme übrig.

2.2 Sarkome

2.2.1 Osteosarkom

Das osteogene Sarkom tritt überwiegend im Kindes- und Jugendalter auf. Die häufigste Manifestation ist der distale Femur (s. Abb. 2.9), die proximale Tibia und der Humerus (s. Abb. 2.8).

Der Primärtumor kann eine leichte Schwellung (s. Abb. 2.8 und 2.9) oder Schmerzen verursachen, die von den Patienten oft auf ein Bagatelltrauma (z. B. Verletzung bei Fußball oder Skifahren) zurückgeführt werden. Dadurch verzögert sich die endgültige Diagnosestellung oft um Monate, so daß bei Primärdiagnose – bedingt durch die frühe hämatogene Metastasierung des Tumors – meist bereits Lungenmetastasen vorhanden sind.

Im Röntgenbild zeigen viele Osteosarkome strahlenförmig vom Periost ausgehende Sklerosierungen, sog. Spiculae (s. Abb. 2.8), die neben dem Codman-

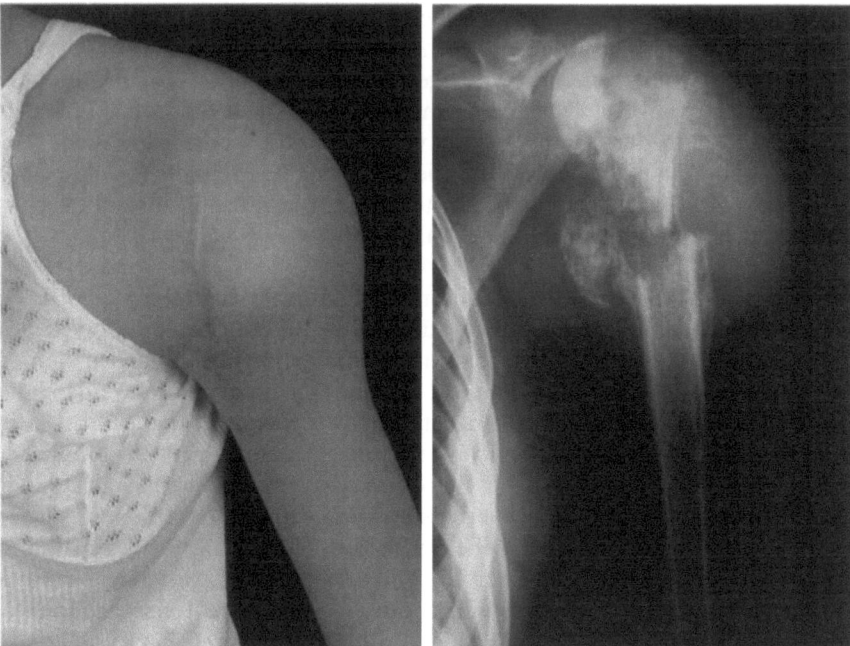

Abb. 2.8: Osteogenes Sarkom des Humerus bei einer 16-jährigen Patientin. Schwellung im Bereich des linken Oberarms *(links)*, typische Spiculae im Röntgenbild *(rechts)*. Der ausgedehnte Tumor hatte im Humerusbereich bereits zu einer Fraktur geführt.

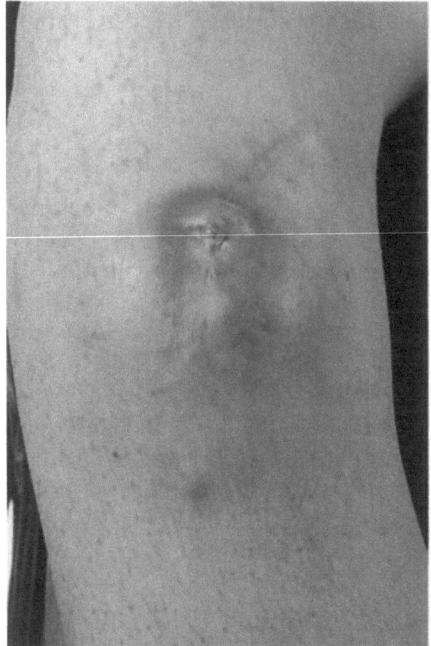

Abb. 2.9: Osteogenes Sarkom im Bereich des rechten Knies bei einem 19-jährigen Patienten.

Dreieck (periostale Auflagerungen am Rande der Osteodestruktion) typisch für diesen Tumor sind. Bei ca. 60% der Osteosarkompatienten findet sich eine Erhöhung der alkalischen Phosphatase, die damit einen guten Verlaufsparameter darstellt.

Die Behandlung des osteogenen Sarkoms besteht in operativen Maßnahmen und Chemotherapie. Während bis vor einigen Jahren von der operativen Seite meist nur die Amputation der betroffenen Gliedmaße in Frage kam, stehen heute in zunehmendem Maße organerhaltende Operationstechniken, wie z. B. Endoprothesen oder eine sog. Borggreve-Umkehrplastik (s. Abb. 2.11) zur Verfügung. Bei der Borggreve-Plastik wird nach Resektion des distalen Femurs der Unterschenkel um 180° gedreht und anschließend das Sprunggelenk in Höhe des Knies angesetzt. Somit ersetzt das Sprunggelenk das Kniegelenk. Das Endergebnis dieses operativen Verfahrens entspricht einer Resektion mit dem funktionellen Ergebnis einer Unterschenkelamputation. Nach alleiniger Operation liegt die 5-Jahres-Überlebensrate – selbst bei primär nicht metastasiertem Tumor – unter 20%. Die Kombination aus präoperativer (neoadjuvanter) Polychemotherapie, nachfolgender Operation und anschließender adjuvanter Chemotherapie brachte eine entscheidende Verbesserung der Prognose des nicht metastasierten Osteosarkoms. So können heute 2/3 bis 3/4 der Patienten als geheilt betrachtet werden. Selbst im metastasierten Stadium kann man durch die Kombination von Operation (Primärtumor, Lungenrundherde) und Chemotherapie 5-Jahres-Überlebensraten von ca. 30% erzielen.

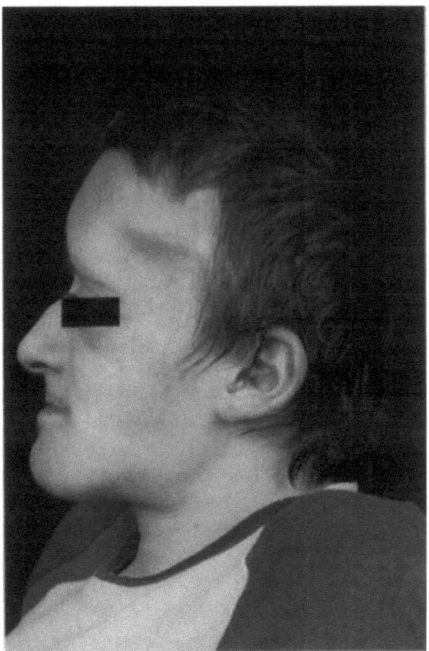

Abb. 2.10: Osteogenes Sarkom des Gesichtsschädels, Z.n. Operation. Im Schädelbereich kommt das Osteosarkom nur selten vor und ist operativ meist nur mit schweren Defektheilungen anzugehen.

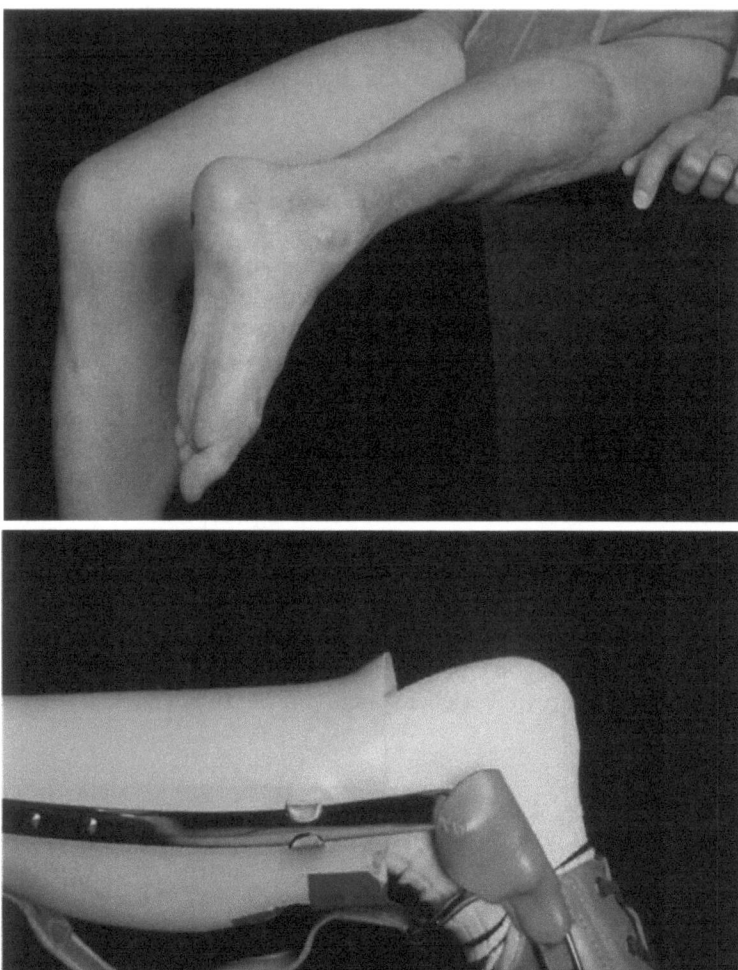

Abb. 2.11: Borggreve-Plastik bei einem 28-jährigen Patienten mit Osteosarkom. Der Patient hatte ein Osteosarkom im Kniebereich, das etwa ein halbes Jahr lang als Sportverletzung behandelt wurde. Mit Diagnosestellung erhielt der Patient zunächst eine primäre Kombinations-Chemotherapie nach dem Rosen-Protokoll und im Anschluß daran – bei fehlenden Lungenmetastasen – eine kurative Operation. Eine Endoprothese konnte aus operationstechnischen Gründen nicht durchgeführt werden, es blieb also nur die Oberschenkelamputation. Da keine Fernmetastasen vorlagen, entschloß man sich zur Borggreve-Plastik. Nach Versorgung mit einer Unterschenkelprothese war der Patient in seiner Beweglichkeit (Sport, Autofahren usw.) nur gering eingeschränkt. Er ist seit sechs Jahren tumorfrei.

2.2.2 Ewing-Sarkom

Die Ewing-Sarkome treten bevorzugt im Schulalter auf. Häufigste Lokalisation sind Femur, Becken, Fibula, Tibia und Humerus (in der angegebenen Reihenfolge von 20.8 auf 10.6% der Fälle abfallend). Ähnlich wie beim Osteosarkom ist die Erstsymptomatik Schwellung und Schmerz. Auch beim Ewing-Sarkom steht die Chemotherapie am Anfang des Therapieplans. Liegt keine Metastasierung vor, sollte in kurativer Intention immer eine Operation angestrebt und bei nicht sicherer Radikalität nachbestrahlt werden. An die Lokaltherapie schließt sich dann eine weitere (adjuvante) Chemotherapie an (Langzeitremissionen bei nicht metastasierten Erkrankungen in ca. 75%). Inoperable Tumoren müssen lokal bestrahlt werden. An verschiedenen Zentren wird die Möglichkeit einer lokalen Hyperthermie geprüft.

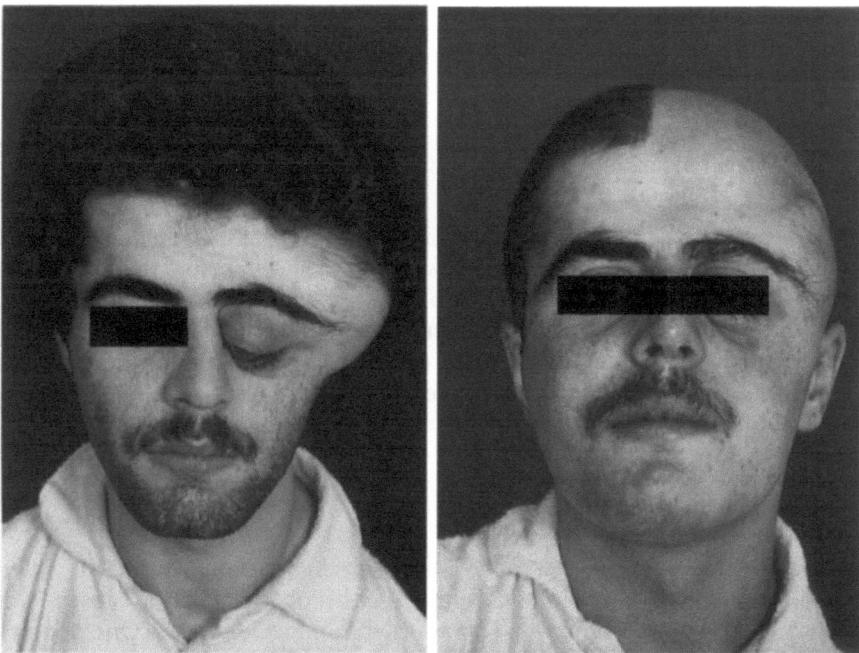

Abb. 2.12: Ausgedehntes Ewing-Sarkom des Schädels bei einem 19-jährigen Patienten. *Links*: Patient vor Therapie, *Rechts*: Patient nach Chemo- und Strahlentherapie. Diese Lokalisation stellt eine seltene Manifestation des Ewing-Sarkoms dar.

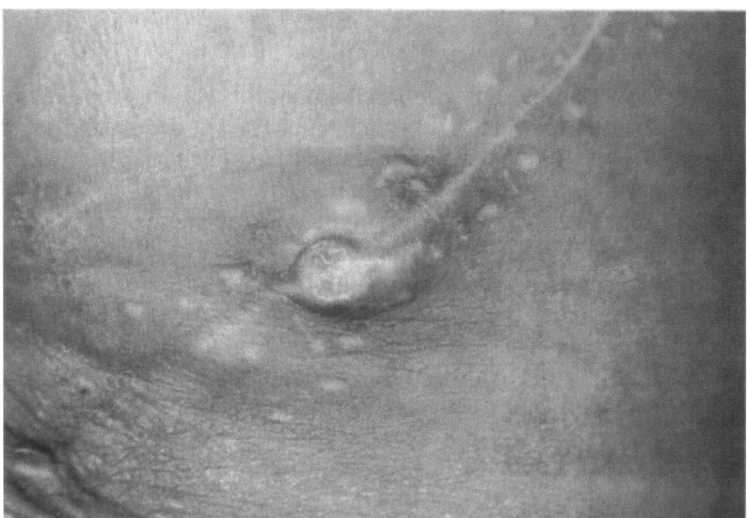

Abb. 2.13: Sog. Krebsnabel im Lokalrezidiv eines Weichteilsarkoms. Als Krebsnabel bezeichnet man die Einziehung in der Mitte eines großen Tumorknotens infolge zentraler Nekrose und Schrumpfung.

2.2.3 Weichteilsarkom

Die Weichteilsarkome – z. B. das Liposarkom (17%), Synovialzellsarkom (15%) oder Rhabdomyosarkom (8%) – kommen selten vor. Bei Sitz im Bereich der Extremitäten fallen oft große, gut palpable Tumoren auf, die zur Diagnose führen. Abgesehen von einer Vorwölbung, sind meist keine besonderen Befunde zu erkennen. Therapie der Wahl ist die Exzision des Tumors. Metastasierte oder lokal nicht in toto entfernbare Tumore haben trotz Chemo- und Strahlentherapie meist eine sehr ungünstige Prognose.

2.2.3.1 Hämangiosarkom

Das Hämangiosarkom, das ca. 1% aller Weichteilsarkome ausmacht, ist ein hochmaligner diffus wachsender Tumor, der bei oberflächlichem Sitz ein typisches Bild zeigt (s. Abb. 2.14). Therapie der Wahl ist immer die Operation. In fortgeschrittenen Fällen können Strahlen- oder Chemotherapie in Betracht kommen.

2.2.3.2 Neurofibrosarkom

Neurofibrosarkome (12% aller Weichteilsarkome) haben ihren Ursprung in den Nervenscheiden und treten gehäuft (in ca. 10% der Fälle) bei Patienten mit Neurofibromatose (Morbus Recklinghausen) auf. Bei bekannten multi-

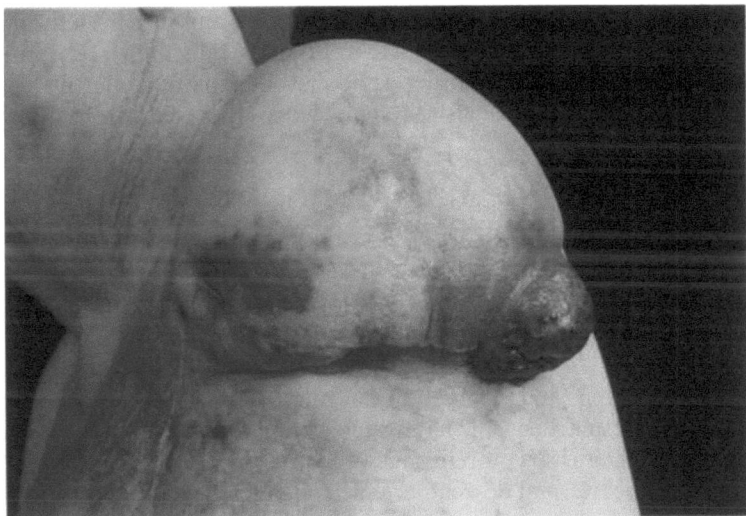

Abb. 2.14: Ausgedehntes Rezidiv eines Hämangiosarkoms im Amputationsbereich bei einer 48-jährigen Patientin. Weder eine Lokalbestrahlung noch eine Chemotherapie konnten das rasche Fortschreiten der Erkrankung verhindern.

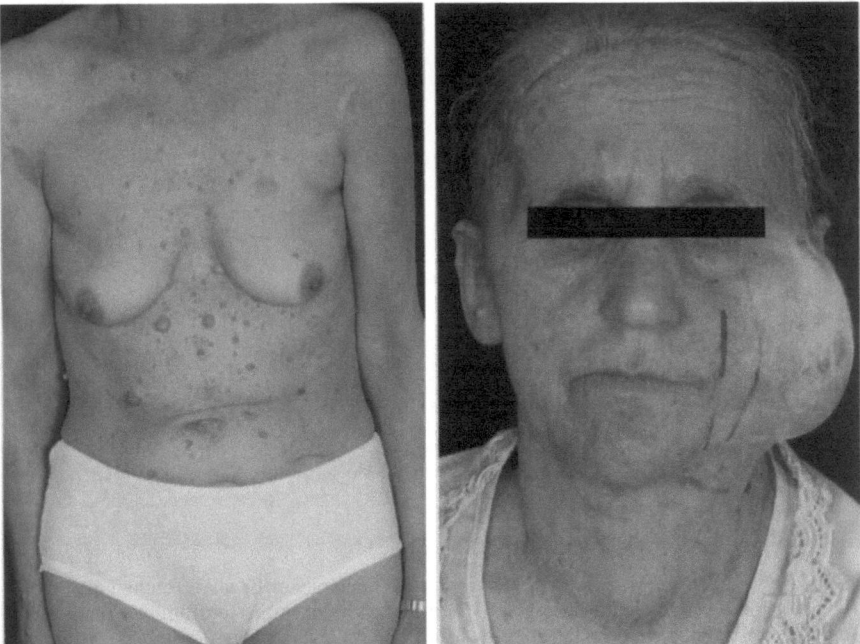

Abb. 2.15: 51-jährige Patientin mit multiplen Neurofibrome und Café-au-lait-Flecken bei einem Morbus Recklinghausen. Im Gesichtsbereich bildete sich aus einem Neurofibrom ein Neurofibrosarkom, das bestrahlt wurde.

plen Fibromen fällt es oft schwer, den Übergang in ein Neurofibrosarkom (s. Abb. 2.15) rechtzeitig zu erfassen. Lokale Maßnahmen (Operation, Strahlentherapie) stehen im Vordergrund der Behandlung. Bei fortgeschrittener Erkrankung kann versuchsweise eine Chemotherapie durchgeführt werden.

2.3 Sonstige Tumoren

2.3.1 Hodentumoren

Hodentumoren sind – obschon sie nur 1–2% aller malignen Tumore bei Männern ausmachen – die häufigsten Malignome im Alter zwischen 15 und 35 Jahren. Liegt ein Kryptorchismus vor, liegt das Erkrankungsrisiko 10–15 mal höher als bei normal deszendiertem Hoden. Der Patient bemerkt die Schwel-

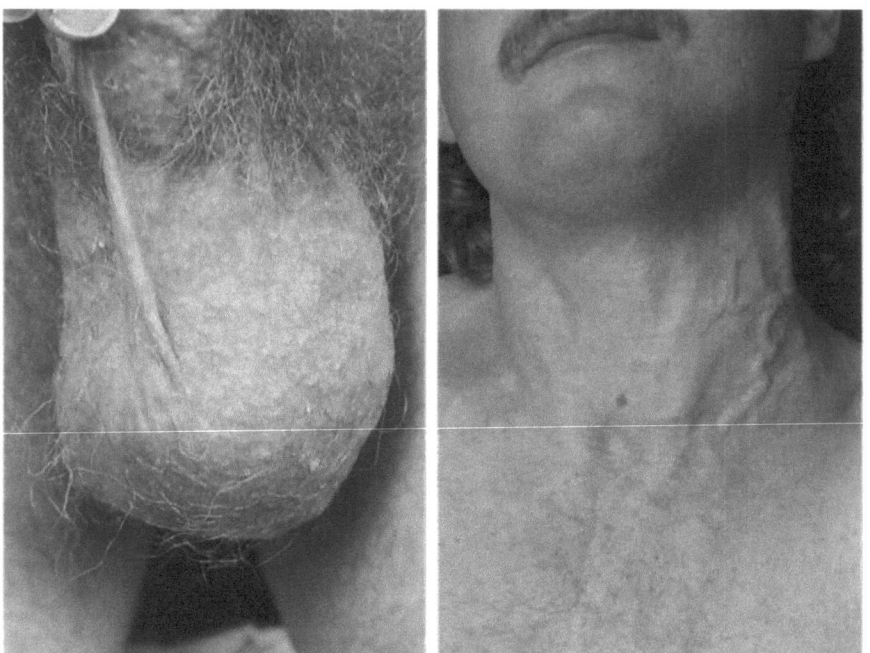

2.16

2.17

Abb. 2.16: Hodentumor, 28-jähriger Patient, dem nach einem Bagatelltrauma eine Schwellung im Hodenbereich aufgefallen war (Histologie: Mischtumor, Teratom mit Seminomanteilen). Bei Diagnosestellung lagen bereits multiple Metastasen vor.

Abb. 2.17: Obere Einflußstauung, 31-jähriger Patient mit metastasiertem Hodenteratom (Vena cava superior-Syndrom). Nach Einleitung einer Cisplatin-haltigen Chemotherapie kam es innerhalb weniger Tage zu einer deutlichen Besserung der Einflußstauung.

lung eines Hodens (s. Abb. 2.16) meist selbst, oft in Zusammenhang mit einem Bagatelltrauma. Häufig wird die Diagnose auch erst anhand einer ausgedehnten Metastasierung gestellt (s. Abb. 2.17). Histologisch stehen Seminome (39 %), Teratome (31 %) und Mischtumoren (13 %) an erster Stelle. Bekannte Tumormarker bei Hodentumoren sind β-HCG und Alphafetoprotein, die sich auch zur Verlaufskontrolle eignen. Durch die Einführung Cis-Platin-haltiger Chemotherapieprotokolle kann man sogar bei weit fortgeschrittenen Hodentumoren anhaltende Remissionen erzielen. Zeigen sich nach Normalisierung der Tumormarker computertomographisch noch Residualbefunde, müssen diese operativ entfernt und auf aktives Tumorgewebe untersucht werden.

2.3.2 Hauttumoren

2.3.2.1 Malignes Melanom

Das maligne Melanom ist einer der häufigsten Hauttumoren und wird oft im Frühstadium als harmlos verkannt. Klinisch unterscheidet man: superfiziell spreitendes malignes Melanom (SSM, s. Abb. 2.20), noduläres Melanom (NNM, s. Abb. 2.18, 2.19, 2.21), akrolentiginöses Melanom (ALM), Lentigo malignes Melanom (LMM), Schleimhaut-Melanome (s. Abb. 2.22), nicht-klassifizierbare und andere maligne Melanome, unbekannter Primärtumor. Alle Formen können mehrere Jahre vorhanden sein, bevor es zu einem invasiven Wachstum kommt. Für die Prognose des Patienten ist die Tiefe der lokalen Infiltration (Invasionstiefe nach Clark) von entscheidender Bedeutung.

Nicht selten kommen Melanome erst bei vorhandenen Metastasen zur Diagnose. Während solitäre Rundherde reseziert werden können, muß im Falle einer multiplen Metastasierung bei jungen Patienten eine Chemotherapie erwogen werden (Bold-Schema, d. h. Bleomycin, Vincristin, CCNU, DTIC bzw. DTIC-Monotherapie). Mit einer Interferonbehandlung (alpha-Interferon aber auch gamma-Interferon) läßt sich in nur ca. 15 % der Fälle eine vorübergehende Remission erzielen. Insgesamt ist die Prognose bei fortgeschrittener Erkrankung mit viszeraler oder zerebraler Metastasierung sehr schlecht. Da eine gute Prognose nur im frühen Stadium besteht und die Patienten in den meisten Fällen das maligne Melanom zunächst selbst bemerken, muß die Bevölkerung aufgekärt werden, auf Veränderungen oder Neubildungen pigmentierter Nävi zu achten.

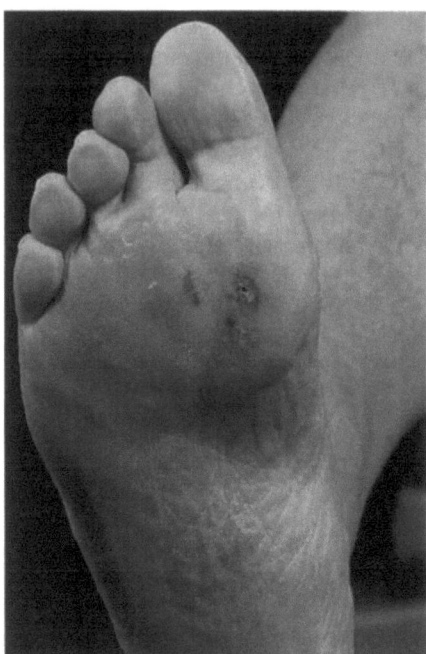

Abb. 2.18: Malignes Melanom am Fußballen bei einer 81-jährigen Patientin. Die Patientin hielt die Läsion für ein Hühnerauge und suchte den Hausarzt erst auf, als infolge inguinaler Lymphknotenmetastasen Lymphabflußstörungen auftraten.

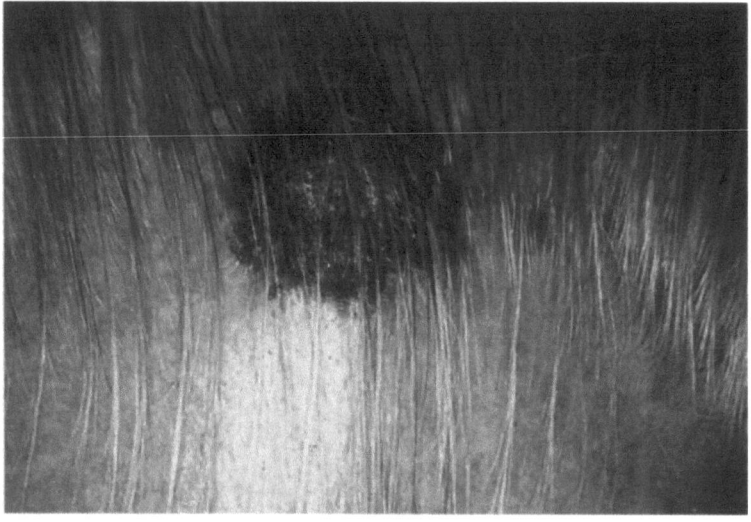

Abb. 2.19: Malignes Melanom im Stirnbereich bei einem 77-jährigen Patienten.

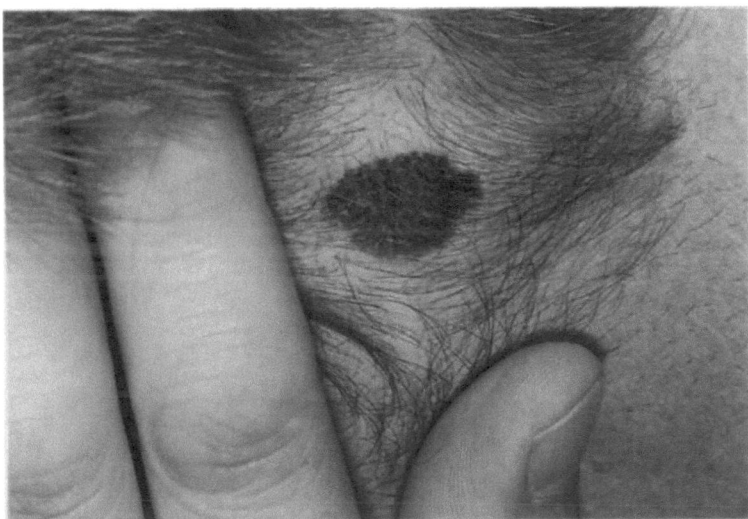

Abb. 2.20: Superficial spreading Melanoma im Bereich des Haaransatzes.

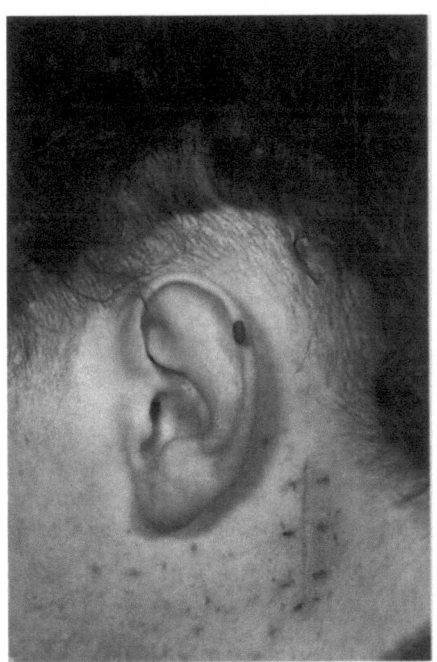

Abb. 2.21: Melanom der rechten Ohrmuschel mit lokaler Haut- und Lymphknotenmetastasierung.

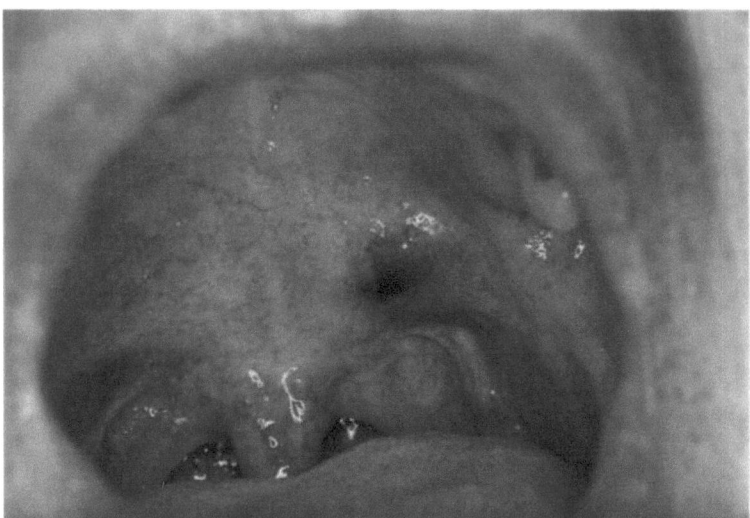

Abb. 2.22: Malignes Melanom am Gaumen – eine seltene, meist erst sehr spät erkannte Manifestation.

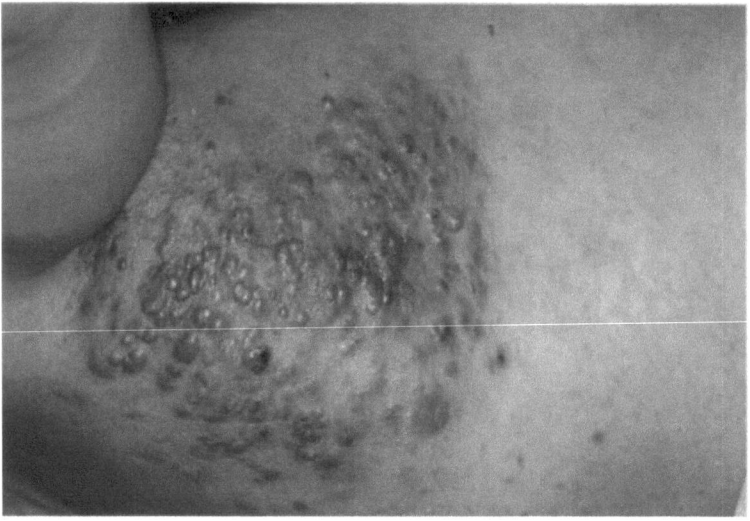

Abb. 2.23: Hautmetastasen eines malignen Melanoms.

2.3.2.2 Basaliom (Basalzellkarzinom)

Vom histopathologischen Standpunkt aus ist das Basaliom ein Karzinom. Da aber nur in extrem seltenen Fällen eine Metastasierung eintritt, zählt das Basaliom zu den semimalignen Tumoren. Am häufigsten tritt das noduläru-ulzerative Basaliom (s. Abb. 2.24 und 2.25) auf, das als kleines Knötchen beginnt und unbehandelt über das Ulcus rodens bis zum Ulcus terebrans führt. Letzteres kann durch Arrosionsblutung den Tod des Patienten verursachen. Prädilektionsstelle des Basalioms ist der Gesichtsbereich (80 %). Schleim-häute, Handteller und Fußsohle werden dagegen in der Regel nicht befallen. Die Therapie (chirurgische Exzision, Röntgentherapie, Kürettage mit Elek-trokaustik) richtet sich nach dem histologischen Typ und dem Stadium des jeweiligen Basalioms und führt bei rechtzeitigem Beginn zur Heilung des Patienten.

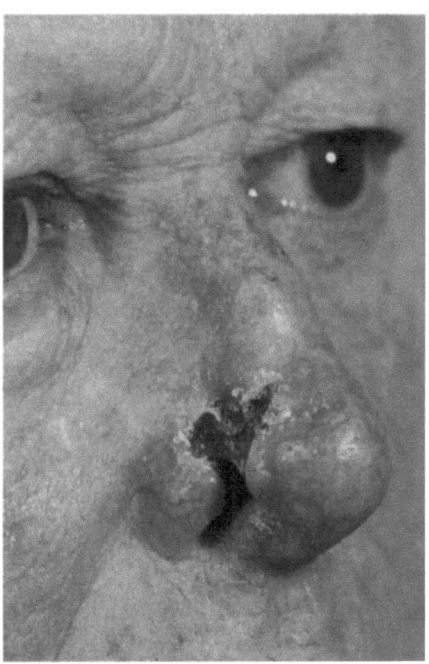

Abb. 2.24: Basaliom der Nase.

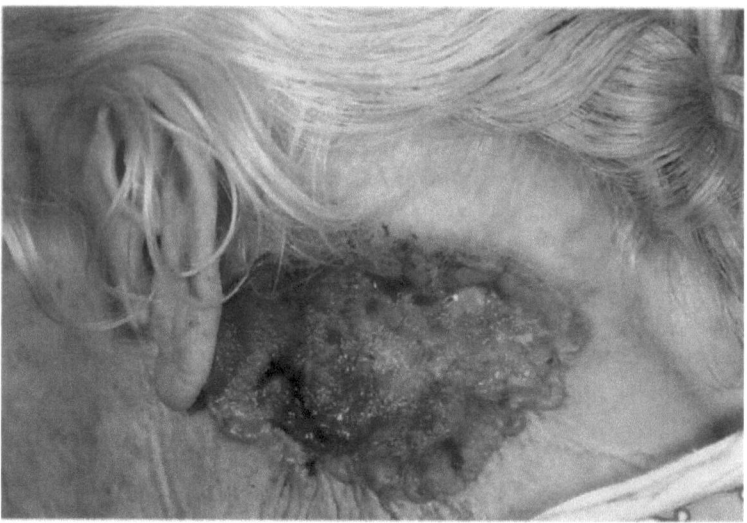

Abb. 2.25: Ausgedehntes Basaliom bei einer 68-jährigen Patientin.

2.3.2.3 Spinozelluläres Karzinom

Die Spinaliome (verhornende Plattenepithelkarzinome) sind echte Karzinome, d. h. sie metastasieren auf lymphogenem und hämatogenem Wege. Spinaliome treten sowohl an der Haut (s. Abb. 2.26) als auch an der Schleimhaut auf, insbesondere aber an vorgeschädigten Hautbezirken und Präkanzerosen (z. B. Leukoplasien, chronische Radiodermitis, Hautbezirke mit starker Sonnenbestrahlung). Prädilektionsstellen sind außerdem Lippe (s. Abb. 2.27), Zunge, Anal- und Genitalbereich. Je nach Entdifferenzierung unterscheidet man histologisch drei Typen (gut differenzierte, wenig differenzierte, undifferenzierte Spinaliome). Spinaliome wachsen schnell und lokal destruierend. Therapie der Wahl ist die totale Exzision des Tumors, fortgeschrittene Spinaliome haben trotz Strahlen- und Chemotherapie eine schlechte Prognose.

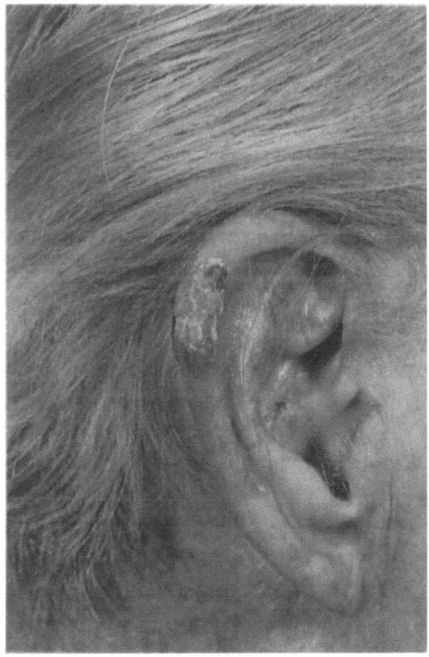

Abb. 2.26: Plattenepithelkarzinom der Ohrmuschel bei einer 73-jährigen Patientin.

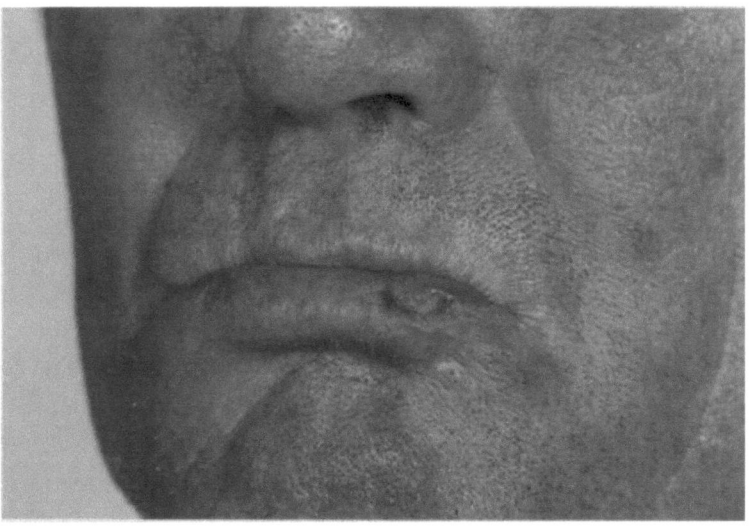

Abb. 2.27: Spinozelluläres Karzinom der Unterlippe.

2.3.3 Tumoren im HNO-Bereich

Bei den Tumoren des Kopf-Hals-Bereiches, die etwa 5% aller malignen Tumore ausmachen, handelt es sich um eine heterogene Gruppe von Tumoren, die in der Mehrzahl der Fälle der Mundhöhle, dem Naso-, Oro- und Hypopharynx, den Nasennebenhöhlen, den Speicheldrüsen oder dem Larynx zuzuordnen sind. Meist handelt es sich um Plattenepithelkarzinome. Adenokarzinome sind vergleichsweise seltener. An einem Zusammenhang zwischen Nikotin- bzw. Alkoholabusus und den Karzinomen des HNO-Bereichs besteht heute kein Zweifel mehr. In etwa 30% der Nasopharynxkarzinome handelt es sich um ein lymphoepitheliales Karzinom, den sog. Schmincke-Tumor. Da zwischen dem Auftreten eines lymphoepithelialen Karzinoms und einer vorangegangenen EBV-Infektion eine enge Beziehung besteht, sollte bei jedem Patienten mit einem Nasopharynxkarzinom eine EBV-Serologie durchgeführt werden.

Obwohl ein großer Teil der Tumoren durch die Lokalisation Beschwerden macht (Heiserkeit beim Larynxkarzinom; Schluckstörungen bei Lokalisation im Mund/Pharynx-Bereich, (s. Abb. 2.29) und zudem sogar oft für den Patienten selbst sichtbar sind, wird die Diagnose oft spät gestellt, was zumindest teilweise an der Indolenz bzw. der mangelnden Aufklärung der Patienten liegt. Wie bei anderen Tumoren auch verschlechtert sich die Prognose mit zunehmendem Tumorstadium und bei Lymphknotenbefall, wobei in der Mehrzahl der Fälle das lokal fortschreitende Tumorwachstum zum Tod führt, während Fernmetastasen eine vergleichsweise geringere Rolle spielen.

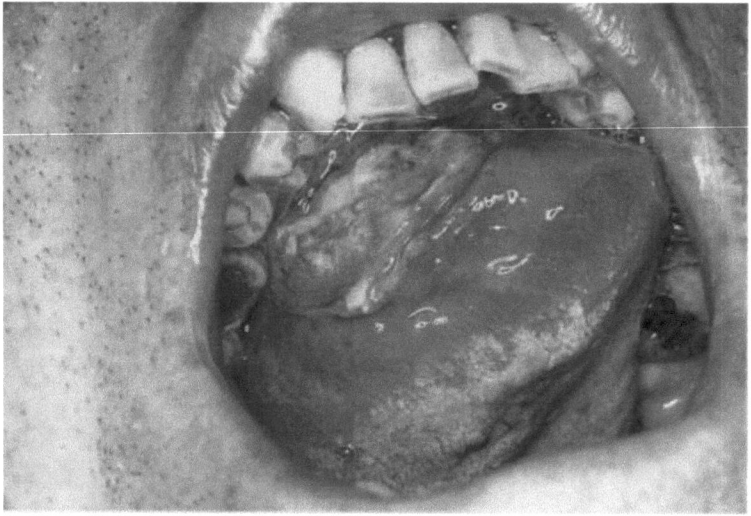

Abb. 2.28: Zungengrundkarzinom.

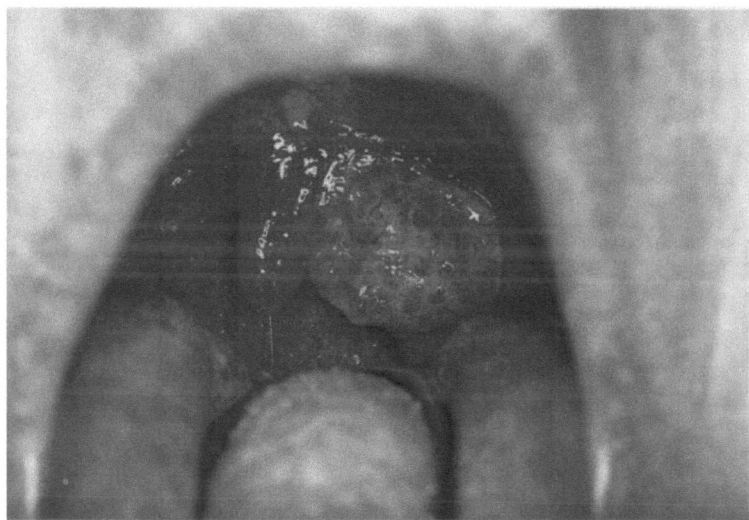

Abb. 2.29: Tonsillenkarzinom. Ähnlich wie beim Tonsillenbefall durch ein malignes Lymphom sind beim Tonsillenkarzinom meist Schluckbeschwerden die Erstsymptomatik.

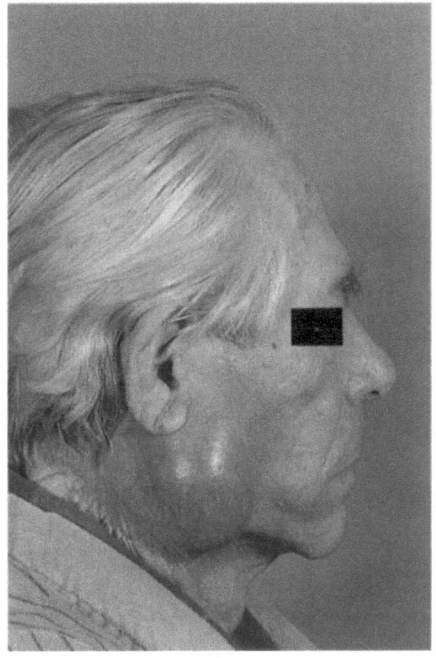

Abb. 2.30: Großer Parotismischtumor bei einem 70-jährigen Patienten.

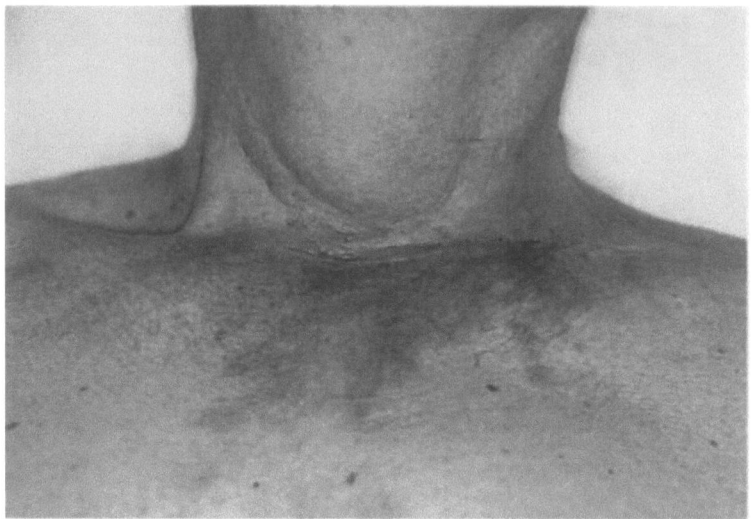

Abb. 2.31: Hautmanifestation eines metastasierten Nasopharynxkarzinoms.

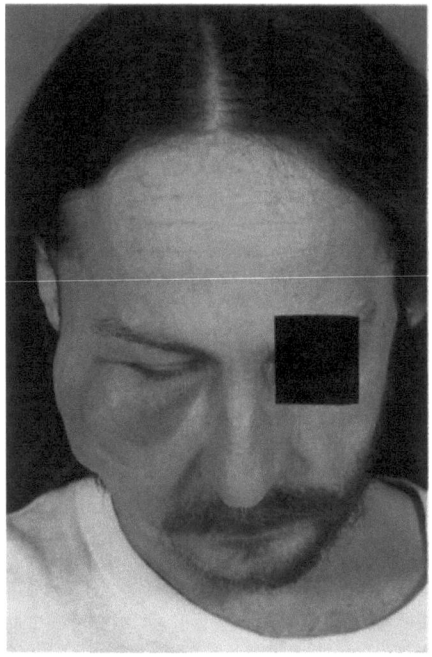

Abb. 2.32: Ausgedehntes Kieferhöhlenkarzinom bei einem 37-jährigen Patienten.

Trotz unterschiedlicher Lokalisation und des oft ungleichen biologischen Verhaltens läßt sich der allgemeine Therapieplan in drei Schritte einteilen: Operation, Strahlentherapie und Chemotherapie. Bei lokal begrenzter Erkrankung sollte immer die radikale Operation angestrebt werden. Erübrigt sich eine Operation wegen der Ausdehnung des Tumors oder wegen seiner technisch ungünstigen Lage, ist die Strahlentherapie indiziert. Auf die Operation muß auch verzichtet werden, wenn hieraus eine unakzeptable Verstümmelung resultiert oder wenn schwere internistische Erkrankungen, speziell des Herz-Kreislauf-Systems oder der Lunge vorliegen. In frühen Tumorstadien, z.B. beim Larynxkarzinom kann u. U. die Strahlentherapie kurativ sein. Eine Strahlentherapie ist auch indiziert, wenn im Rahmen der Primäroperation Tumorgewebe verblieb oder wenn ein Lokalrezidiv auftritt.

Bei lokal fortgeschrittenen Tumoren versucht man heute oft durch eine präoperative Chemotherapie oder eine simultan durchgeführte Radio-Polychemotherapie die Zahl der Vollremissionen zu steigern und damit die Prognose zu verbessern.

Trotz beeindruckender Remissionsraten – z. B. bei der präoperativen Chemotherapie über 80% – haben sich diese multimodalen Therapiekonzepte noch nicht eindeutig als überlegen erwiesen.

2.4 Paraneoplasien – Apudome

Paraneoplasien bzw. paraneoplastische Syndrome treten bei 5 bis 20% aller malignen Erkrankungen auf. Sie werden durch Substanzen mit hormoneller, toxischer oder immunogener Wirkung (insbesondere Polypeptide und biogene Amine) hervorgerufen, die von ggf. noch okkulten Tumorzellen produziert werden. Da die Paraneoplasien häufig im Frühstadium nachweisbar sind bzw. dem eigentlichen Tumor um Monate vorausgehen können und sich unter erfolgreicher Tumortherapie zurückbilden, sind sie besonders zur Frühdiagnostik und Verlaufskontrolle geeignet. Die Symptome der paraneoplastischen Syndrome imponieren vor allem als endokrinologische, neurologische, neuroendokrinologische (Apudome), hämatologische und dermatologische Krankheitsbilder ohne durch lokale oder metastatische Tumorinfiltration bedingt zu sein.

Am besten charakterisiert sind die endokrinologischen paraneoplastischen Syndrome mit ektoper Hormonbildung. Hierzu einige Beispiele:

- paraneoplastisches Cushing-Syndrom (s. Abb. 2.33 und 2.34): 5% aller Cushing-Symptome sind paraneoplastisch bedingt. Sie beruhen auf einer ektopen Produktion von ACTH oder CRF und sind zudem oft mit einer erhöhten Produktion von MSH vergesellschaftet. Als Leitsymptome des paraneoplastischen Cushing-Syndroms findet man: eine hypokaliämische Alkalose, Ödeme, Hypertonie, Hyperpigmentierung und Muskelschwäche.

- Glukagonom (s. Abb. 2.36): Bei Glukagonomen wird charakteristischerweise ein Erythema necrolyticum migrans beobachtet. Hierbei handelt es sich um gerötete, bläschenartige Läsionen, die am Rand zur Schuppung neigen und zentral abheilen. Die Hautläsionen treten meist am Unterbauch, im Perinealbereich, aber auch an den Extremitäten auf. In diesem Stadium ist der Tumor meist bereits metastasiert.
- Karzinoid (s. Abb. 2.35): Bei metastasierten Karzinoiden treten charakteristischer Weise eine Flushsymptomatik und nach langjährigem Verlauf häufig Teleangiektasien an der Haut auf.
- hypertrophe Osteoarthropathie (s. Abb. 2.37 und 2.38): Diese ist gekennzeichnet durch Trommelschlegelfinger, Uhrglasnägel, schmerzhafte Gelenkschwellungen, Weichteilschwellungen der Akren, Knochenschmerzen und therapieresistente Ödeme.
- Schwartz-Bartter-Syndrom: Hier kommt es zu einer ektopen Adiuretin-Sekretion.

Bei allen endokrinologischen Veränderungen müssen vor Annahme einer Paraneoplasie nicht-paraneoplastische Ursachen ausgeschlossen werden.

In der Gruppe der dermatologischen paraneoplastischen Syndrome sind neben urtikariellen Hautveränderungen (s. Abb. 2.40) besonders die Acanthosis nigricans maligna und die Akrokeratose Bazex zu nennen. Bei der Acanthosis findet man eine Hyperpigmentierung, eine Hyperkeratose und eine Papillarhypertrophie besonders im Bereich der Achseln, des Nackens, des Nabels und der Genitalien. Die Akrokeratose zeichnet sich durch überwiegend symmetrische Psoriasis-artige Schuppung der Haut im Bereich der Akren, Ohrmuscheln und des Nasenrückens aus. Die Hypertrichosis lanuginosa et terminalis aquisita (plötzlich auftretende Lanugobehaarung) und das Erythema gyratum repens (bandförmige, gerötete Hautbezirke am Stamm und an den proximalen Extremitäten, Tumorinzidenz von nahezu 100%) sind sehr selten auftretende Paraneoplasien.

Hämatologische paraneoplastische Syndrome können sich als Anämie, Polyglobulie, leukämoide Reaktion oder in der Form von Gerinnungsstörungen äußern. Am bekanntesten sind die paraneoplastische Polyglobulie (erhöhter Erythropoetinspiegel), die besonders häufig bei Nierenzell- und Leberzellkarzinomen vorkommt und die Thrombophlebitis migrans (Trousseau-Syndrom) (s. Abb. 2.39). Die Thrombophlebitis migrans wird durch von Tumorzellen sezernierte thrombogene Faktoren bedingt und kommt vor allem bei Bronchial- und Pankreastumoren vor.

Neurologische paraneoplastische Syndrome können klinisch als Enzephalitis, Myelopathie, Neuropathie und Myopathie imponieren. Am bekanntesten sind

das Eaton-Lambert-Syndrom (paraneoplastische Myasthenie) und die Dermatomyositis. Das Eaton-Lambert-Syndrom beruht auf einer mangelnden
Freisetzung von Acetylcholin aus den terminalen Axonen der motorischen
Neuronen. Am häufigsten betroffen sind Becken- und Oberschenkelmuskula-
tur. Die Patienten klagen z. B. darüber, nicht mehr Treppen steigen zu können,
oder haben Schwierigkeiten, aus dem Sitzen aufzustehen. In 70 % der Fälle ist
das Eaton-Lambert-Syndrom mit einem malignen Tumor vergesellschaftet,
wobei das kleinzellige Bronchialkarzinom im Vordergrund steht. Eine typische
Myasthenie-Symptomatik (besonders betroffen sind meist die Gesichts- und
Augenmuskulatur) wird sehr selten, vor allem aber bei Thymomen, Magen-
und Mammakarzinom beobachtet.

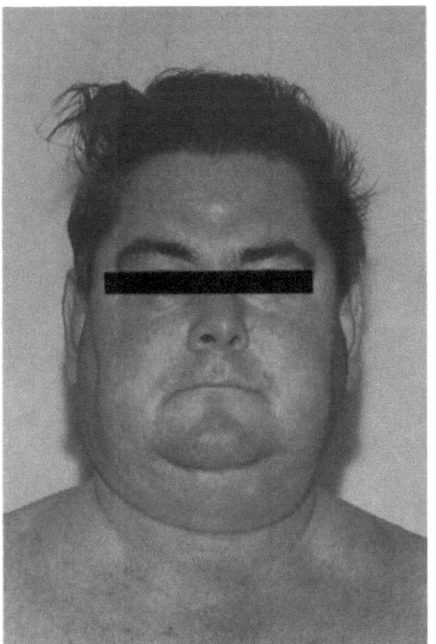 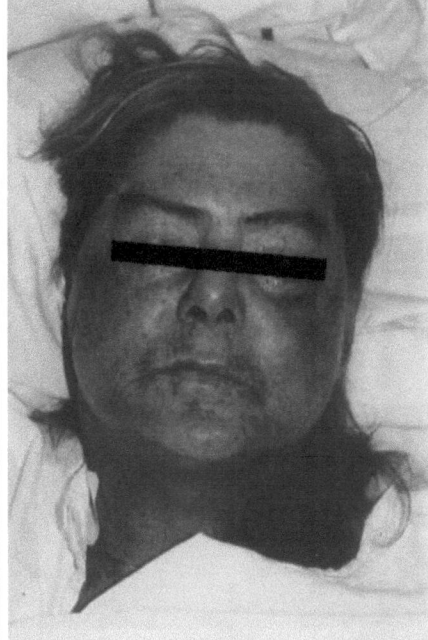

2.33   2.34

Abb. 2.33: Cushing-Facies bei einem 47-jährigen Patienten mit kleinzelligem Bronchialkarzinom.

Abb. 2.34: Hyperpigmentierung infolge eines ACTH-produzierenden Tumors. Bei der 53-
jährigen Patientin waren zunächst Müdigkeit und eine Stammfettsucht aufgefallen, später
kam es zu gehäuften Infekten, einer proximalen Muskelschwäche und einer ausgeprägten,
dunklen Pigmentierung der Haut. Als Ursache des Cushing-Syndroms fand sich ein ACTH-
produzierendes kleinzelliges Bronchialkarzinom. Die dunkle Pigmentierung ist typisch für
ektope ACTH-produzierende Tumoren und wird bei anderen Erkrankungen, die ein Cushing-Syndrom verursachen, nur selten beobachtet.

Die Dermatomyositis kann im Sinne einer paraneoplastischen Myopathie auftreten und zeichnet sich durch diffuse Erytheme vor allem im Gesichts- und Halsbereich aus.

Eine besondere Gruppe der Paraneoplasien bilden die unter dem Begriff Apudome zusammengefaßten neuroendokrinen benignen oder malignen Tumore. Die Zellen dieser Tumore können aromatische Amine (A) synthetisieren, deren Vorstufen (Precursor = P) aufnehmen (Uptake = U) und decarboxylieren (D). Ein allen diesen Zellen gemeinsamer biochemischer Marker ist eine Neuron-spezifische Enolase. Lassen sich endokrin-aktive Substanzen (Polypeptide und biogene Amine) nachweisen, eignen sie sich gut zur Verlaufskontrolle. Eine Heilung (auch bei malignen Tumoren) läßt sich nur durch eine vollständige operative Entfernung des Apudoms erzielen.

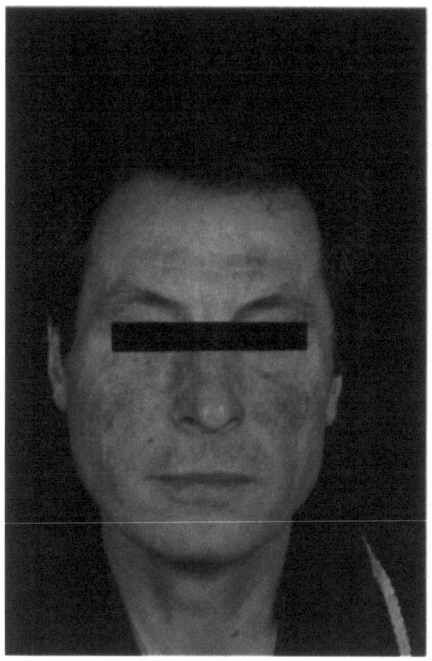

Abb. 2.35: Teleangiektasien bei einem 50-jährigen Patienten mit Karzinoid. Bei dem Patienten bestand seit 14 Jahren eine metastasiertes Karzinoid (Leber-und Lymphknotenmetastasen). Auffällig sind die Teleangiektasien an Stirn und Wangen, während sich die Flushsymptomatik unter einer Behandlung mit einem Somatostatinanalogon kaum noch manifestiert.

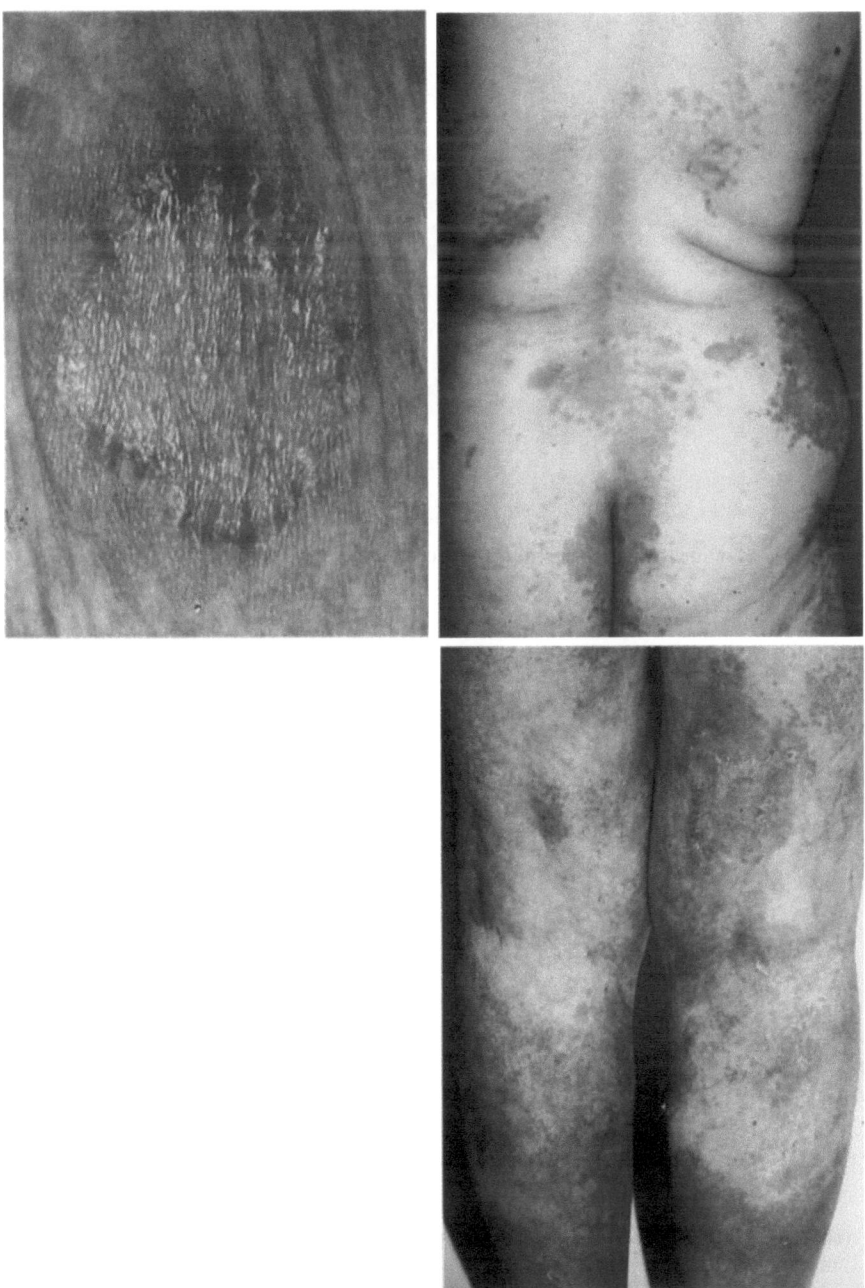

Abb. 2.36: Hautveränderungen bei einer 40-jährigen Patientin mit einem in die Leber metastasierten Glukagonom. Bei der Patientin waren initial Bläschen und später ein ekzematoides schuppendes Erythem (*links oben*) aufgetreten, das sich am Stamm (*rechts oben*) und an den Beugeseiten der Oberschenkel ausbreitete (*unten*). Nach einer zytostatischen Therapie hatten sich die Hautveränderungen und die Lebermetastasen vollständig zurückgebildet.

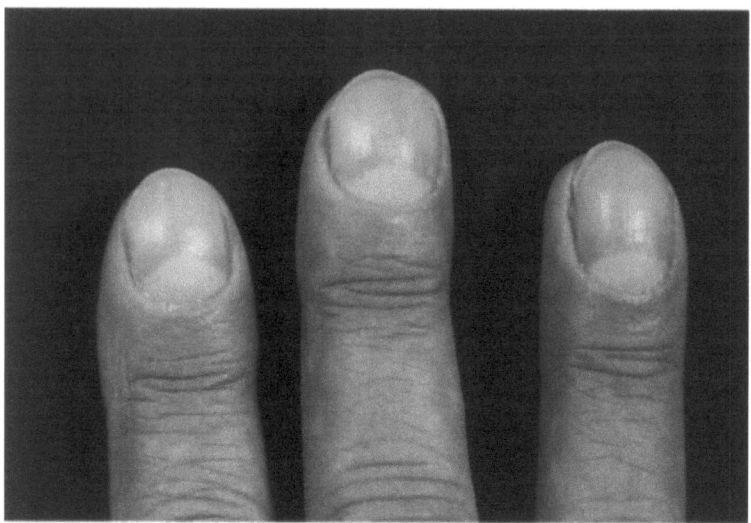

Abb. 2.37: Trommelschlegelfinger als Paraneoplasie bei nicht-kleinzelligem Bronchialkarzinom.

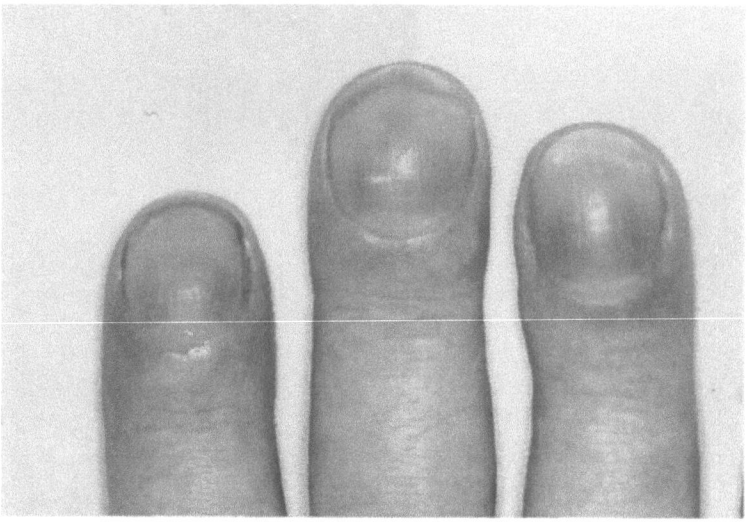

Abb. 2.38: Uhrglasnägel bei einer 46-jährigen Patientin mit Leiomyosarkom und massiven Lungenmetastasen.

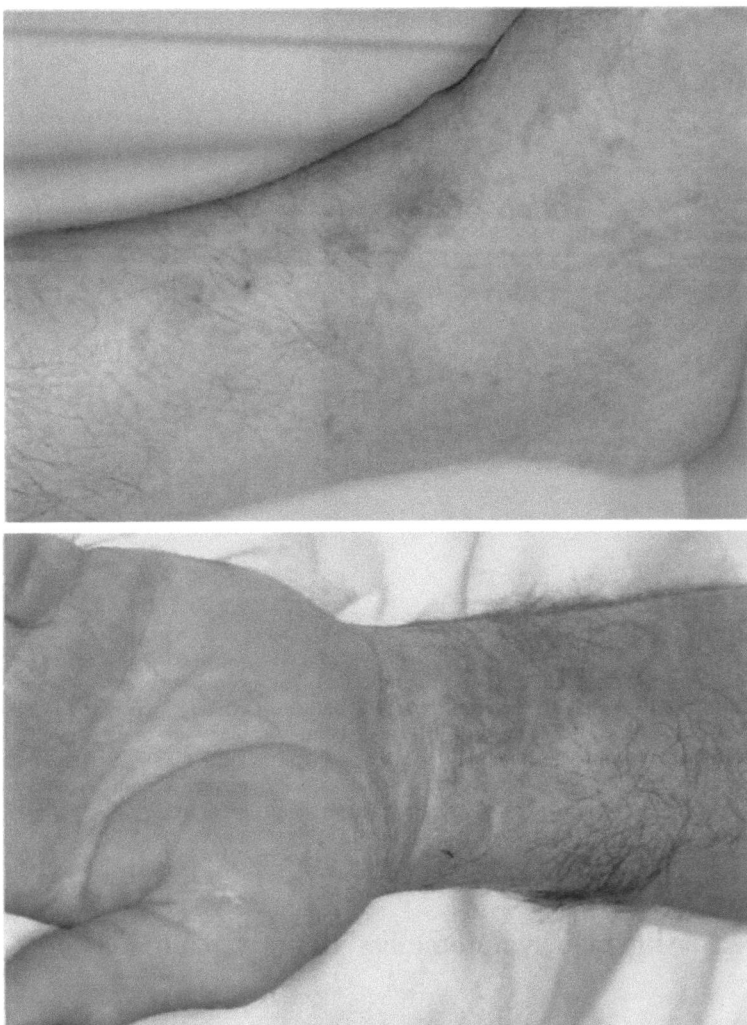

Abb. 2.39: Thrombophlebitis migrans am Handgelenk (*unten*) und Knöchel (*oben*) bei einem 62-jährigen Patienten mit kleinzelligem Bronchialkarzinom (Trousseau-Syndrom), der primär wegen respiratorischer Insuffizienz eingewiesen wurde.

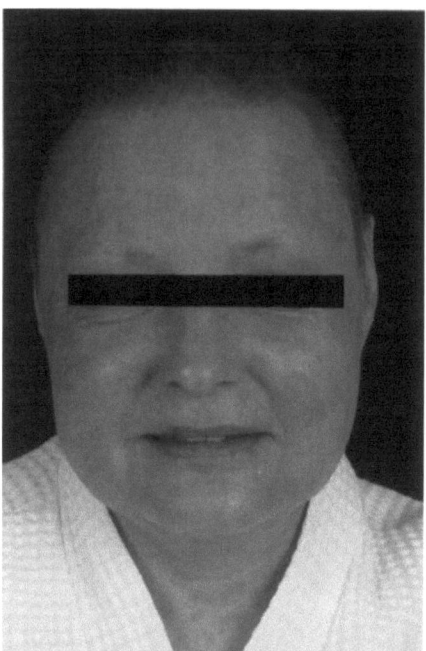

Abb. 2.40: Urtikarielle Hautveränderungen als Paraneoplasie bei einer 48-jährigen Patientin mit Burkitt-like Lymphom. Bei dieser Patientin trat einige Wochen vor Diagnose als auch kurz vor dem Rezidiv ein stark juckender Hautausschlag – besonders im Gesichtsbereich – auf. Kurz darauf wurde das Lymphom bzw. das Rezidiv diagnostiziert. Nach Chemotherapiebehandlung verschwanden die Hauterscheinungen vollständig, sodaß man bei dem urtikariellen Ausschlag von einer Paraneoplasie ausgehen muß.

2.5 Allgemeinsymptome bei Tumorpatienten

2.5.1 Kachexie

Für die meisten Tumorpatienten wird ein kontinuierlicher Gewichtsverlust zum Problem. Unter den Ursachen sind Appetitlosigkeit, psychische Probleme, stenosierende Prozesse im Magen-Darmtrakt, Chemo- oder Strahlentherapie und letztlich auch der progrediente Tumor. Spezielle Diäten zur Tumorbehandlung haben sich als nutzlos erwiesen, jedoch sollte der Patient auf die Bedeutung einer ausgeglichenen Ernährung (eiweißhaltig, vitaminreich und wohlschmeckend) hingewiesen werden. Zur Energieanreicherung können hochkalorische Konzentrate sinnvoll sein. Bei durch Zytostatika bedingter Übelkeit werden kleinere, fettarme Portionen, ggf. Antiemetika empfohlen, bei Entzündungen im Mund- und Rachenbereich eine weiche, säurearme Kost und Spülen mit Kamillen- oder Salbeitee. Mundtrockenheit kann durch Lut-

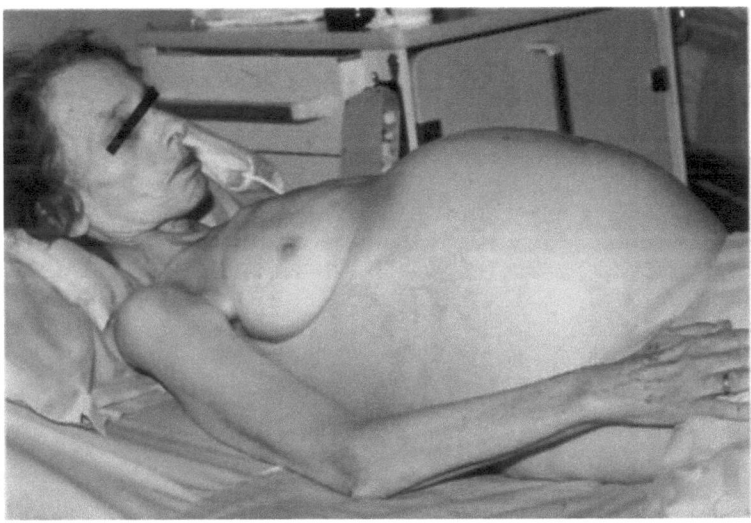

Abb. 2.41: Tumorkachexie mit massivem Ascites bei fortgeschrittenem Ovarialkarzinom.

schen von Zitronenbonbons oder Kaugummikauen gebessert werden. Bei starken Schmerzen stehen Lokalanästhetika zur Verfügung. Fortgeschrittene Tumorkachexie (s. Abb. 2.41) macht eine parenterale oder Sondenernährung notwendig.

2.5.2 Ascites und Pleuraergüsse

Massiver Ascites (s. Abb. 2.42) tritt häufig bei metastasierten gastrointestinalen Tumoren mit Peritonealkarzinose auf. Neben der Ascitespunktion kann bei refraktärem malignen Ascites die intraabdominelle Applikation von Zytostatika versucht werden.

Bei malignen Pleuraergüssen, die auf eine systemische Chemotherapie nicht ansprechen, kommt eine Verklebung mit Tetrazyklinen oder eine lokale Chemotherapie (z. B. mit Bleomycin, Mitoxantrone, 5-Fluorouracil) über einen liegenden Pleuracath (s. Abb. 2.43) in Betracht.

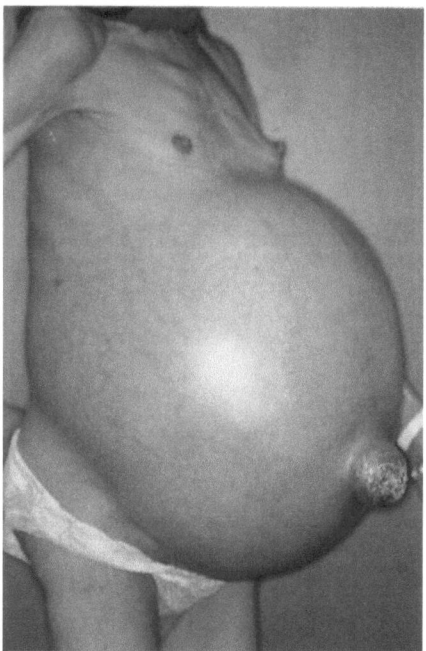

Abb. 2.42: Massiver Ascites infolge eines ausgedehnten primären Leberzellkarzinoms. Bei der 73-jährigen Patientin war seit Jahren eine Leberzirrhose bekannt, auf deren Grundlage sich ein Karzinom entwickelte.

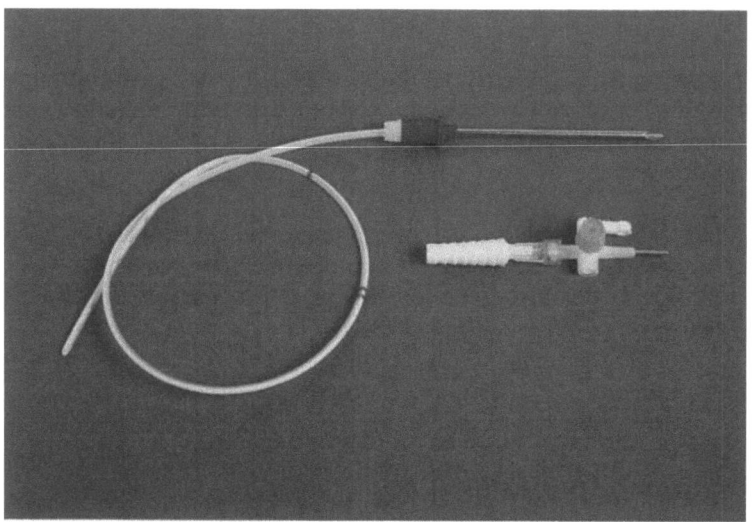

Abb. 2.43: Pleuracath zur Punktion und intrakavitären Instillation von Zytostatika.

2.6 Kompressionssyndrome

Relativ häufig kommt es durch tumorbedingte Kompression zu venösen Thrombosen, die lokale Schwellungen und sichtbare Umgehungskreisläufe (s. Abb. 2.44 und 2.45) verursachen können. So kann eine Kompression der Vena cava inferior zu einer kompletten venösen Abflußstörung im Bereich der unteren Extremitäten, im Extremfall zur Phlegmasia coerulea dolens (s. Abb. 2.46), führen. Abgesehen von Kompressionssyndromen besteht bei Tumorpatienten insgesamt ein erhöhtes Thromboserisiko.

Neben Venen werden auch Lymphgefäße gestaut, was Lymphödeme (s. Abb. 2.47) und gelegentlich sogar eine Elephantiasis (s. Abb. 2.48) hervorruft. Ursache hierfür sind u. a. Tumoren, ausgedehnte operative Eingriffe oder Strahlentherapie (z. B. bei Mammakarzinom). Die Behandlung der Lymphödeme besteht in erster Linie aus Hochlagern (z. B. Armkeil), Kühlen (bei Überwärmung) und Bandagieren. Lymphdrainagen sind nur in Einzelfällen indiziert. Nach Abklingen des Lymphödems muß dem Kranken ein Arm- bzw. Beinstrumpf angepaßt werden, um ein Rezidiv des Ödems zu vermeiden.

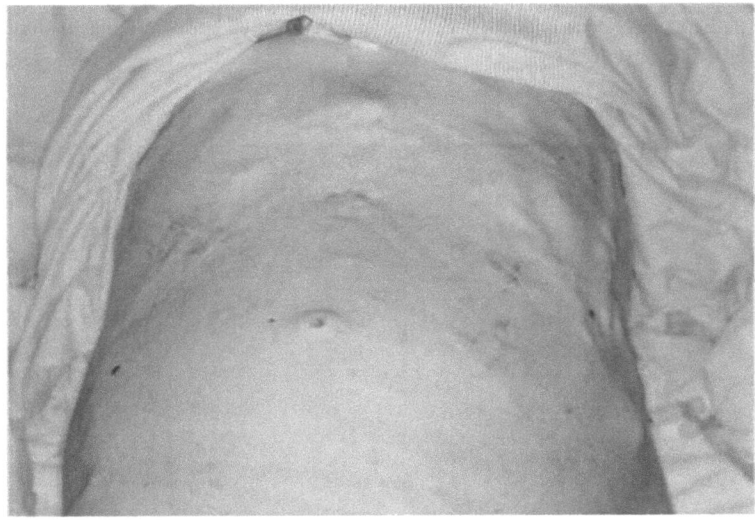

Abb. 2.44: Venöser Umgehungskreislauf bei einer 45-jährigen Patientin mit Apudom des Pankreas und ausgedehnten Lebermetastasen.

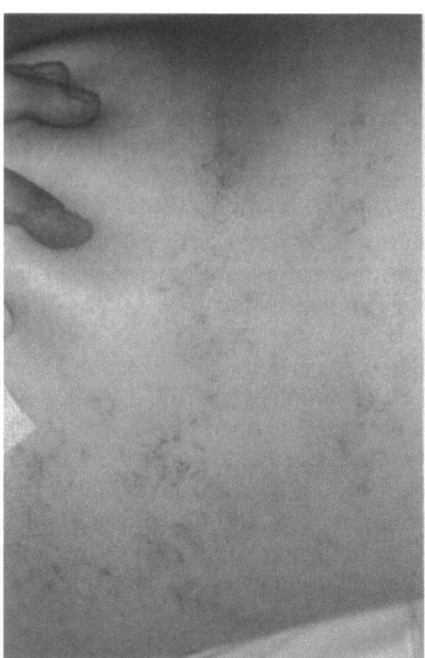

Abb. 2.45: Umgehungskreislauf infolge Jugularisvenenthrombose links. Bei der 47-jährigen Patientin mit hochmalignem B-Zell-Lymphom führte ein großer Mediastinaltumor zur Jugularisvenenthrombose.

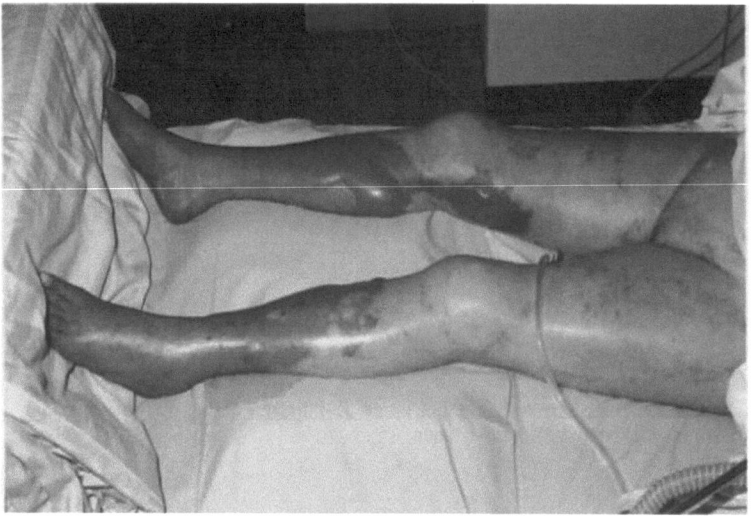

Abb. 2.46: Phlegmasia coerulea dolens bei einer 73-jährigen Patientin mit metastasiertem Adenokarzinom durch Kompression der Vena cava inferior hervorgerufen. Im weiteren Verlauf entwickelte sich eine Nekrose beider Unterschenkel.

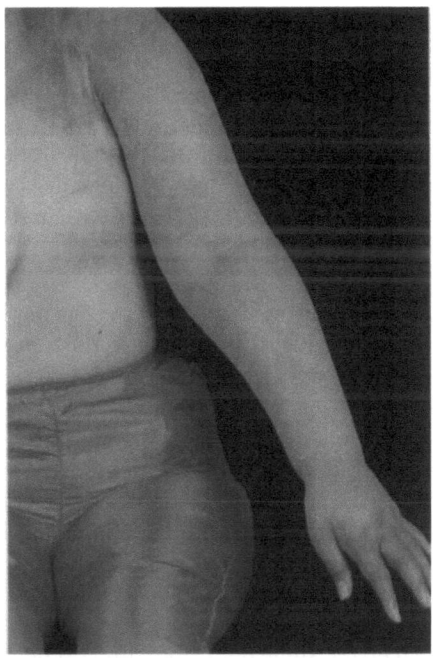

Abb. 2.47: Lymphödem des Arms bei einer 39-jährigen Patientin mit Mammakarzinom, das durch ein Lokalrezidiv im vorbestrahlten Bereich hervorgerufen wurde. Im Frühstadium findet man häufig nur eine Schwellung der Hand, die aber die Erstsymptomatik für ein Lokalrezidiv darstellen kann.

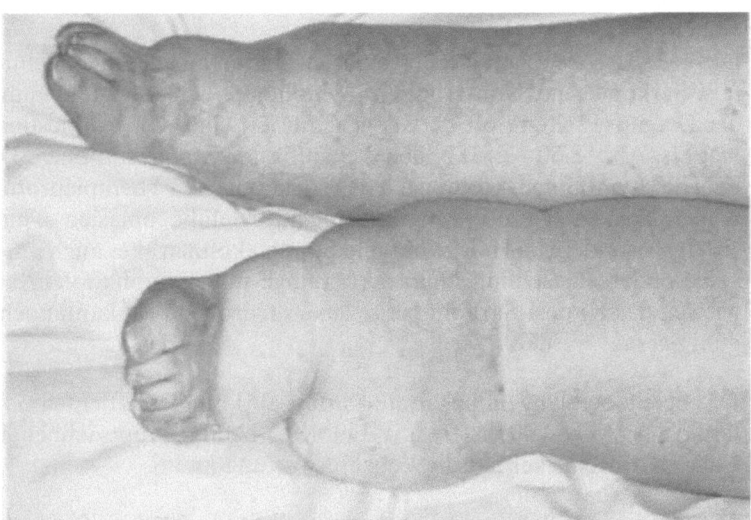

Abb. 2.48: Elephantiasis beider Beine bei einer 60-jährigen Patientin mit Mammakarzinom und ausgedehntem Lymphknotenbefall im kleinen Becken.

2.7 Neoplasien bei AIDS

Im Jahr 1981 fiel erstmals in San Francisco und New York auf, daß vorher gesunde junge Männer an Hauttumoren und atypischen Pneumonien erkrankten. Bei Patienten mit diesem Krankheitsbild, das als „Acquired immunodeficiency syndrome" bezeichnet wurde und mit einer ausgeprägten Verminderung der CD4 + Helfer-T-Lymphozyten einhergeht, wurde 1983 erstmals ein Virus als kausales Pathogen isoliert (HIV Typ 1 und 2).

In der Routinediagnostik genügt der Nachweis von IgG-Antikörpern (ELISA). Positive Testergebnisse müssen durch den spezifischeren Western-Blot bestätigt werden.

Besonders durch die HIV-Infektion betroffene Gruppen sind Homosexuelle, Drogenabhängige und Patienten, die kontaminiertes Blut oder Serum erhalten haben. Nach einer HIV-Infektion kommt es nach einer Latenzzeit von Monaten bis Jahren zu einer zunehmenden Immunschwäche, die sich in opportunistischen Infekten und gehäuftem Auftreten von Lymphomen und Kaposi-Sarkomen äußert.

An erster Stelle der opportunistischen Infektionen steht die Pneumozystis-Carinii-Pneumonie. Pneumozystis-Infektionen bei AIDS verlaufen meist fulminanter als bei anderen immunsupprimierten Patienten. Daneben spielen Infekte mit Toxoplasma gondii sowie typischen und atypischen Mykobakterien eine große Rolle. Im weiteren treten CMV- und Herpes-Infektionen auf. Von den Pilz-Infektionen hat besonders die Candidiasis Bedeutung: eine orale Candidiasis ist oft erster Hinweis auf eine HIV-Infektion.

Die bei AIDS beobachteten Neoplasien sind in erster Linie hochmaligne Kaposi-Sarkome und Non-Hodgkin-Lymphome, wobei letztere zum Zeitpunkt der Diagnosestellung oft bereits generalisiert sind. Gastrointestinaltrakt und Haut (s. Abb. 2.50–2.53) bilden die häufigsten Manifestationen. Die Behandlung der Lymphome erfolgt nach den sonst üblichen Therapieprotokollen. Die Kaposi-Sarkome – multifokal auftretende Gefäßneoplasien – manifestieren sich insbesondere an Hals, Kopf und Stamm, können aber auch innere Organe, insbesondere Gastrointestinaltrakt, Lunge und Lymphknoten, befallen. Inwieweit das Kaposi-Sarkom per se lebensbedrohend ist, kann noch nicht endgültig gesagt werden.

Das bereits seit langem bekannte Kaposi-Sarkom bei Patienten ohne HIV-Infektion (s. Abb. 2.49) ist relativ indolent, befällt hauptsächlich Hände und Füße und beeinträchtigt die Lebenserwartung kaum.

Die Behandlung des Kaposi-Sarkoms umfaßt je nach dem Zustand des Patienten chirurgische Therapie, Bestrahlung sowie versuchsweise Interferon und Chemotherapie.

Im Verlauf der HIV-Infektion ist auch ein zerebraler Befall durch das Virus möglich, der sich als subakute Enzephalitis oder AIDS-Demenz manifestiert und therapeutisch kaum zu beeinflussen ist.

Neben der frühzeitigen Erkennung und symptomatischen Behandlung von Komplikationen der HIV-Infektion spielt die Führung des Patienten eine wesentliche Rolle, da z. Z. noch keine kausale Therapiemöglichkeit besteht. Behandlungsversuche mit Azidothymin scheinen das Auftreten opportunistischer Infektionen zu verzögern, sind aber mit Nebenwirkungen wie Leuko- und Thrombopenie verbunden.

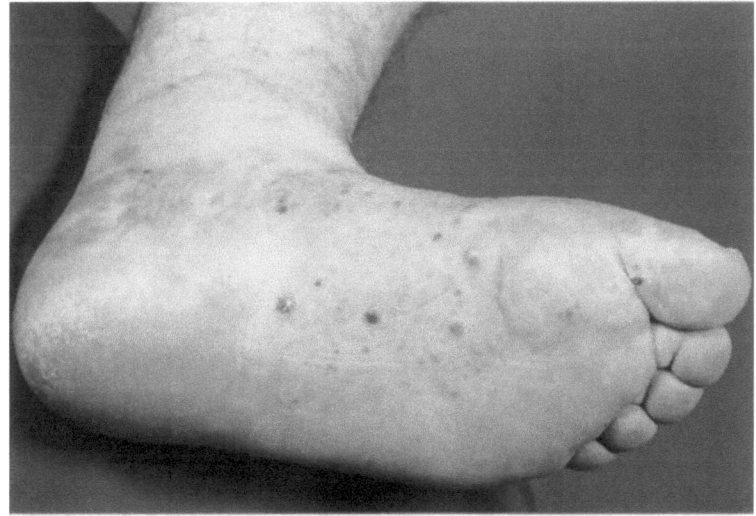

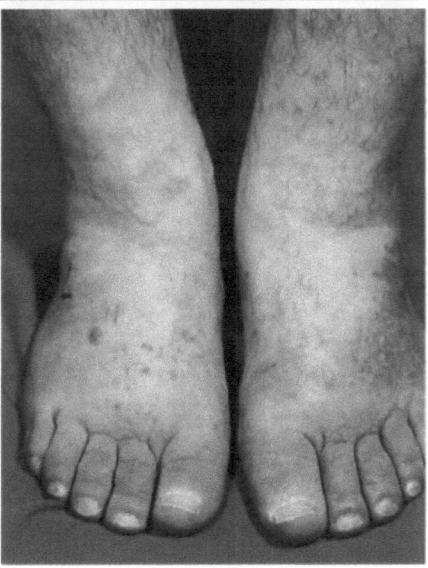

Abb. 2.49: Kaposi-Sarkom bei einem 77-jährigen HIV-negativen Patienten, bei dem typischer Weise primär die Füsse befallen waren.

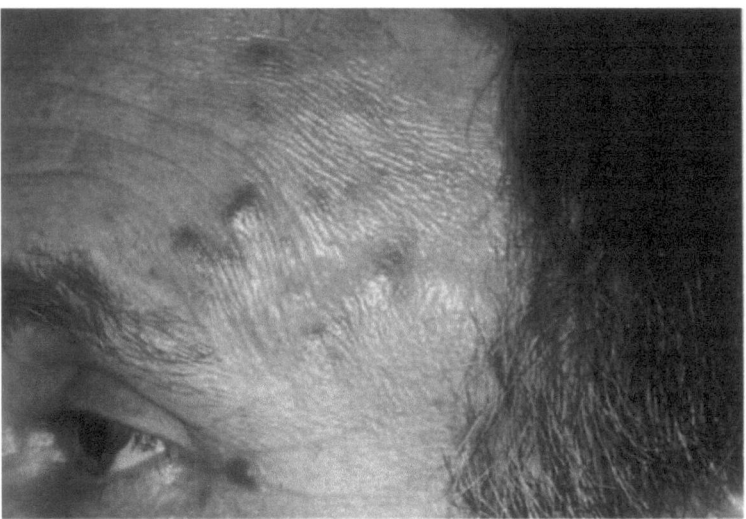

Abb. 2.50: Disseminiertes Kaposi-Sarkom bei einem Patienten mit AIDS. Initiale Veränderungen am Schläfenbereich.

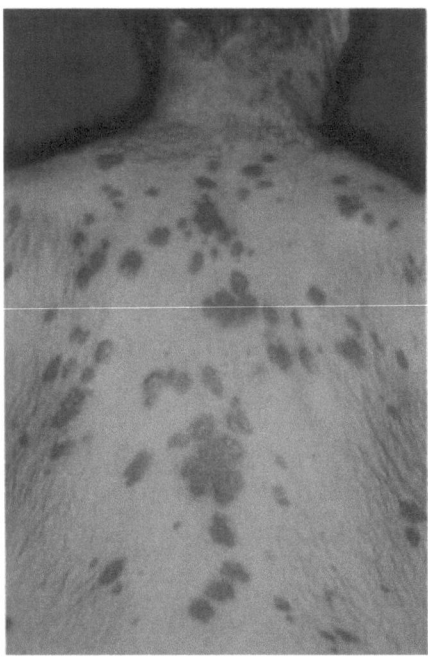

Abb. 2.51: Disseminiertes Kaposi-Sarkom bei AIDS. Disseminierte kleinknotige und plattenartig konfluierende Kaposi-Sarkome an Nacken und Rücken.

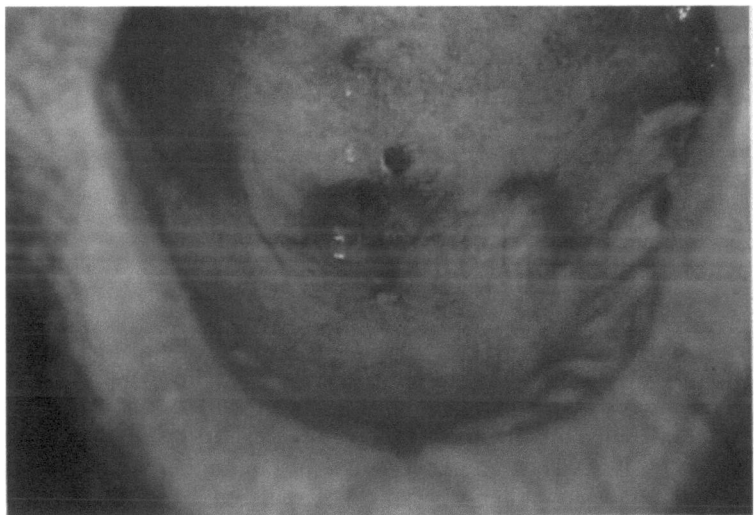

Abb. 2.52: Disseminiertes Kaposi-Sarkom. Knotige Veränderungen am Gaumen.

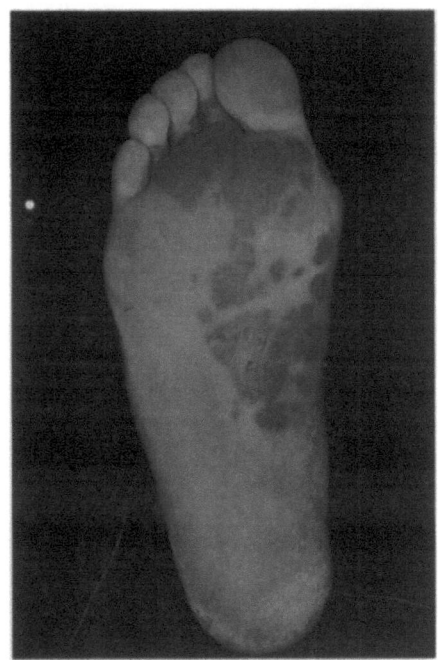

Abb. 2.53: Disseminiertes Kaposi-Sarkom. Infiltrate an der Fußsohle.

3 Spezielle Therapiemaßnahmen in Hämatologie und Onkologie

3.1 Plasmapherese

Die Plasmapherese oder der Austausch von Plasma mit einem speziellen Zell-separator hat ihren Einsatz z. B. bei Hyperviskositätssyndromen, Kryoglobu-linämien, Autoimmunerkrankungen, Myasthenia gravis, Goodpasture-Syn-drom und einigen familiären Fettstoffwechselstörungen. Mit einem ähnlichen Zellseparationssystem kann bei Leukämien mit hoher Zellzahl auch eine Zell-reduktion vorgenommen werden (Leukapherese).

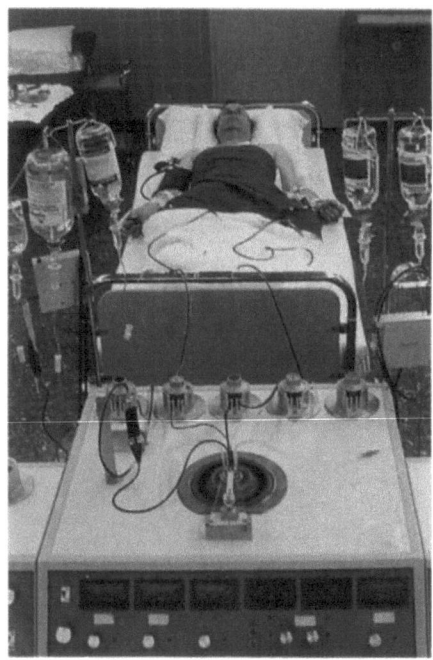

Abb. 3.1: Plasmapherese.

3.2 Knochenmarktransplantation

Eine Reihe von hämatologischen Erkrankungen stellen heute eine gesicherte Indikation zur Transplantation dar: die schwere aplastische Anämie, die chronisch myeloische Leukämie, die akute myeloische Leukämie in erster Remission und die akute lymphatische Leukämie in zweiter Remission. Bei Kindern sind schwere angeborene Immundefekte potentiell durch eine Knochenmarktransplantation heilbar. Weitere Indikationen wie Thalassämie und lysosomale Speicherkrankheiten werden derzeit überprüft. Um die immunologische Reaktion der transplantierten Zellen gegen den Empfängerorganismus möglichst gering zu halten, müssen Spender und Empfänger in den HLA-Antigenen übereinstimmen und in der gemischten Lymphozytenkultur (MLC) negativ sein. Erprobt wird zur Zeit die Verwendung HLA-identischer Fremdspender. Da bei älteren Patienten Komplikationen häufiger auftreten, gilt an den meisten Zentren für die Transplantation eine Altersgrenze von 50 Jahren.

Nach einer Konditionierung (z. B. durch eine Ganzkörperbestrahlung und Zytostatika wie Cyclophosphamid und Busulfan) zur Vernichtung maligner Zellen und Ausschaltung des Empfängerimmunsystems erfolgt mittels Infusion die Übertragung des Spenderknochenmarks (je nach Zellularität 600 bis 1500 ml), welches in Vollnarkose durch multiple Beckenkammaspirationen gewonnen wurde. Bei einem unkomplizierten Verlauf läßt sich das Anwachsen des transplantierten Knochenmarks nach 14 bis 21 Tagen durch einen Anstieg der peripheren Leukozyten und Thrombozyten erkennen. Vor jeder Knochenmarktransplantation werden die Patienten in spezielle Sterilpflegeeinheiten (s. Abb. 3.2) aufgenommen und mit einem Hickman-Katheter (s. Abb. 5.9) versorgt. In der leukopenischen Phase tritt bei den meisten Patienten Fieber auf, was eine intensive antibiotische, meist auch virostatische oder antimykotische Therapie erforderlich macht. Wie bei anderen leukopenischen Patienten (Leukozyten unter 1000/µl) muß der Magen-Darmtrakt mit nichtresorbierbaren Antibiotika dekontaminiert werden. Die Frühmortalität bedingt durch Infektkomplikationen liegt international bei 5–10% der Patienten. In der Aplasie ist die regelmäßige Substitution von Thrombozyten und Erythrozyten erforderlich.

Zur Frühtoxizität der Knochenmarktransplantation gehören neben der aplastischen Phase auch Übelkeit, Diarrhoe, Schleimhautentzündungen und eine hämorrhagische Zystitis.

Eine akute Transplantat gegen Empfänger (Graft versus host) Reaktion wird etwa ab dem zwanzigsten Tag bis zum sechzigsten Tag nach Transplantation beobachtet. Sie äußert sich vor allem in Hautveränderungen (s. Abb. 3.4), die von einem makulopapulösen Exanthem bis zu einer generalisierten Erythrodermie reichen, in einem cholestatischen Ikterus und in z. T. profusen Durchfällen. Die Häufigkeit dieser Immunreaktion, die durch Zytokine verursacht wird, ist seit Einführung der Cyclosporin-Prophylaxe auf 5–10% zurückgegangen. Zu den gefährlichsten Komplikationen nach Transplantation zählen interstitielle Pneumonien, die durch die Reaktivierung von CMV-Infekten, seltener durch andere Erreger verursacht und wahrscheinlich durch die Konditionierung begünstigt werden. Durch die prophylaktische Gabe von Cotrimoxazol kommen Pneumozystis-Pneumonien seltener vor. Als seltenere Komplikationen können in der Frühphase nach der Transplantation ein Verschluß der Lebervenen, eine Kardiomyopathie, ein Capillary-Leakage-Syndrom, ein Erythema nodosum (s. Abb. 3.9) und eine Immunvaskulitis (s. Abb. 3.10) auftreten.

Spätkomplikationen wie Katarakt oder Sterilität sind durch die Konditionierung bedingt. Bei Patienten mit Leukämie werden je nach Zeitpunkt der Transplantation in 20–40% der Fälle Rezidive beobachtet.

Chronische Graft versus host-Reaktionen (s. Abb. 3.3, 3.5) manifestieren sich meist erst ab dem hundertsten Tag nach Transplantation und ähneln zumindest an der Haut dem Bild einer Kollagenose (besonders häufig werden sklerodermiforme Veränderungen (s. Abb. 3.8) beobachtet). Es entstehen ödematöse Plaques, später Atrophien und Sklerosen des Unterhautgewebes und trophische Störungen. Meist bestehen auch Leberfunktionsstörungen, die histologisch bis zum Bild einer chronisch-aggressiven Hepatitis reichen können. Zur Behandlung werden Kortikoide und andere Immunsuppressiva eingesetzt.

Die allogene Knochenmarktransplantation bietet trotz zahlreicher möglicher Komplikationen für eine Reihe von Patienten mit hämatologischen Neoplasien und anderen, sonst tödlich verlaufenden Erkrankungen eine Heilungschance. Voraussetzung für diese intensive Therapiemodalität sind ein geeigneter Spender und ein ausreichend guter Allgemeinzustand des Empfängers. Für Patienten ohne Spender wird an mehreren Zentren die Möglichkeit einer autologen Transplantation bzw. einer Fremdtransplantation in klinischen Studien geprüft.

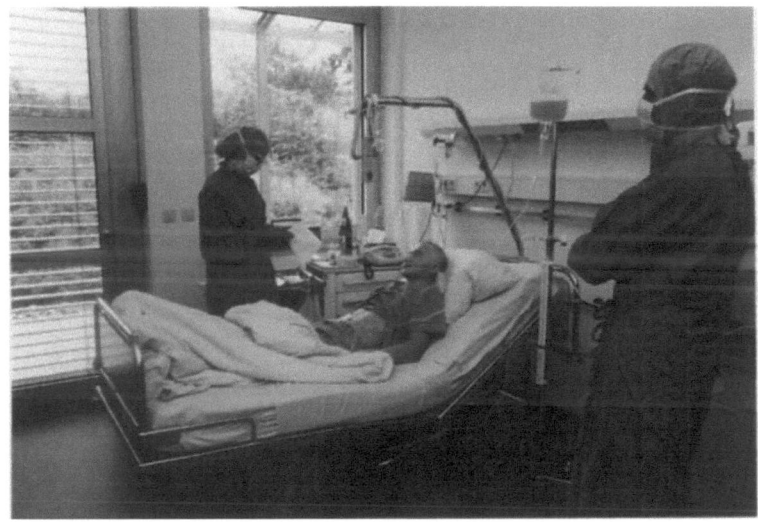

Abb. 3.2: Steriles Patientenzimmer zur Knochenmarktransplantation.

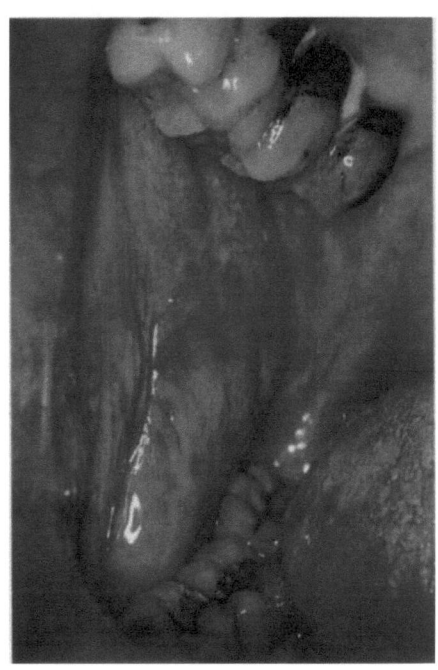

Abb. 3.3: Schleimhautmanifestation einer chronischen Graft versus host-Erkrankung.

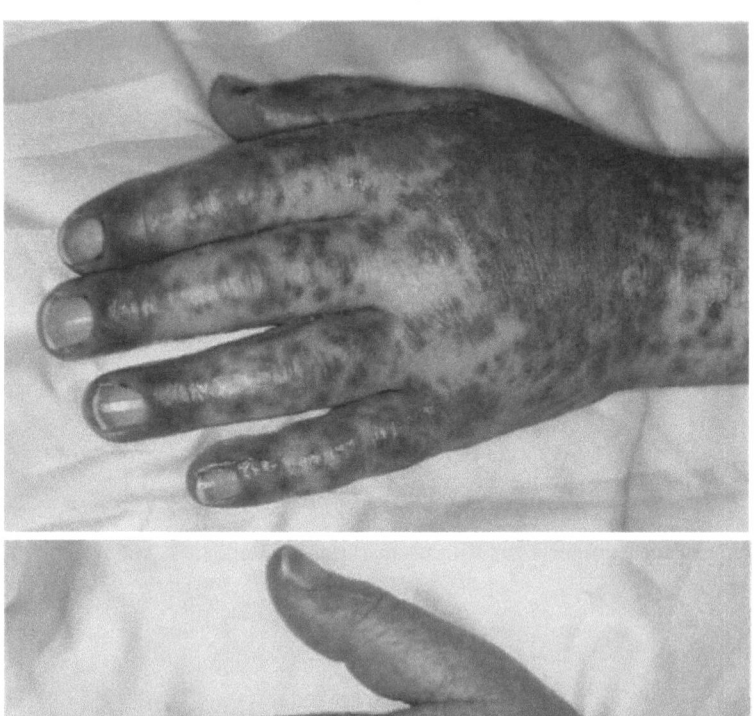

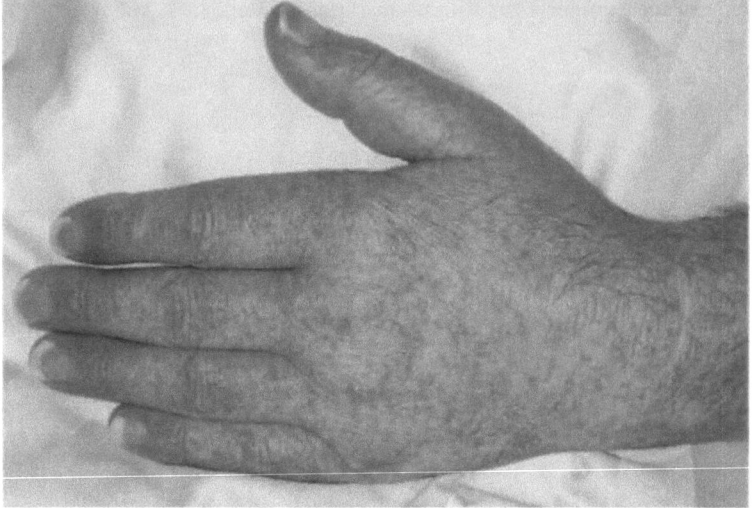

Abb. 3.4: Akute Graft versus host-Reaktion an den Händen bei einem 51-jährigen Patienten mit chronisch-myeloischer Leukämie. Bild oben: Befund 28 Tage nach KMT, Bild unten: 10 Tage nach Einleitung einer immunsuppressiven Behandlung.

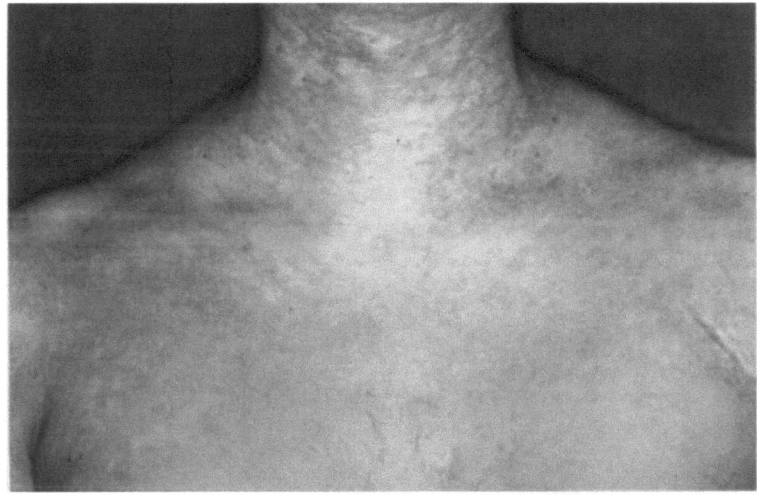

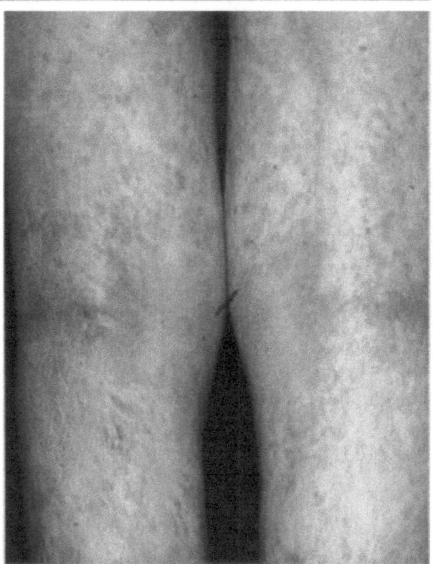

Abb. 3.5: Chronische Graft versus host-Erkrankung im Brust- (*oben*) und Kniekehlenbereich (*unten*) 12 Monate nach Knochenmarktransplantation (28-jähriger Patient mit akuter myeloischer Leukämie).

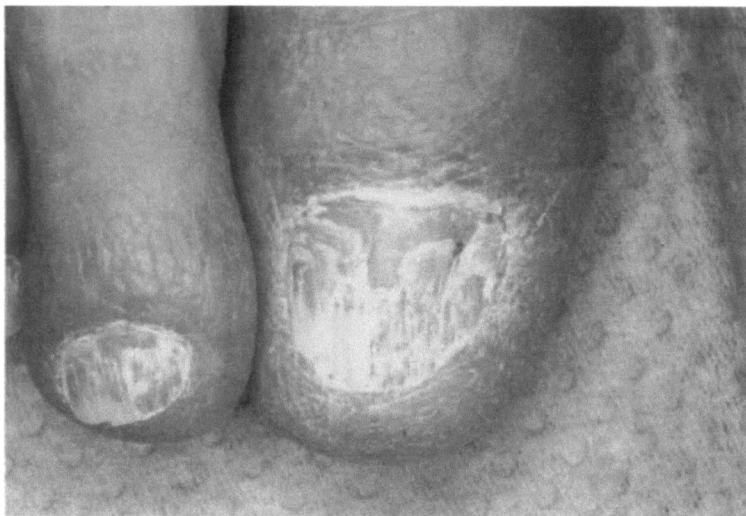

Abb. 3.6: Chronische Graft versus host-Erkrankung, Veränderungen am Nagelbett.

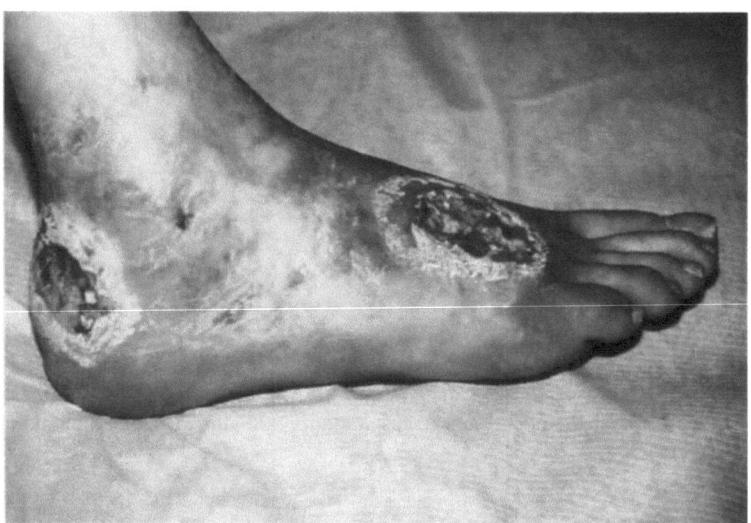

Abb. 3.7: Ulzera am Fuß bei einem 28-jährigen Patienten mit chronischer Graft versus host-Erkrankung.

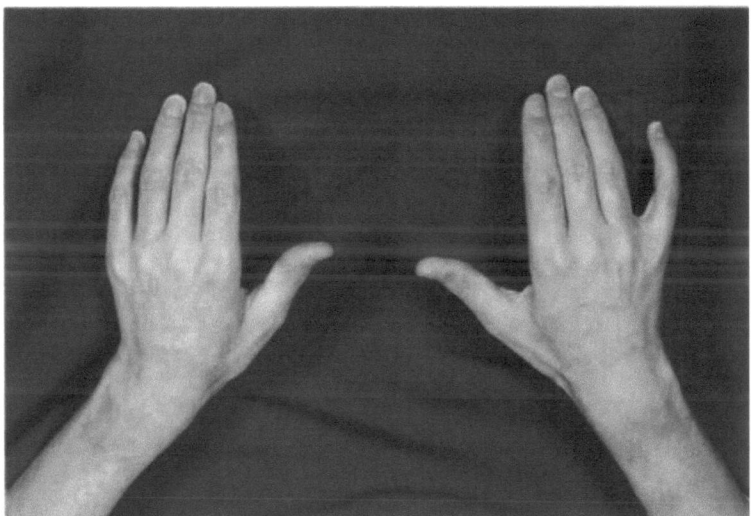

Abb. 3.8: Sklerodermie-ähnliche Veränderungen der Hände bei einem 31-jährigen Patienten nach Knochenmarktransplantation wegen akuter myeloischer Leukämie.

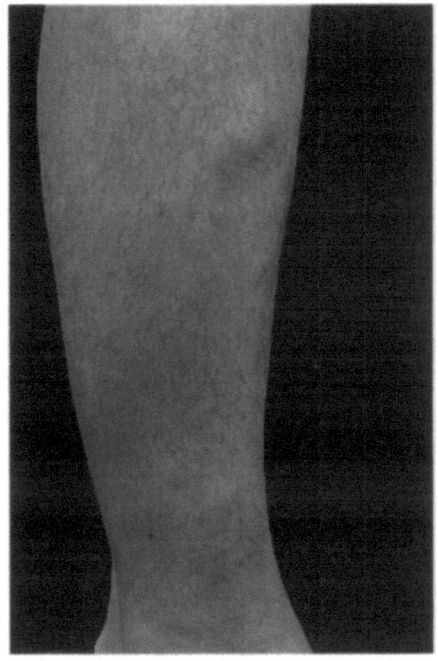

Abb. 3.9: Erythema nodosum bei einer 38-jährigen Patientin, die wegen einer akuten Leukämie knochenmarktransplantiert wurde.

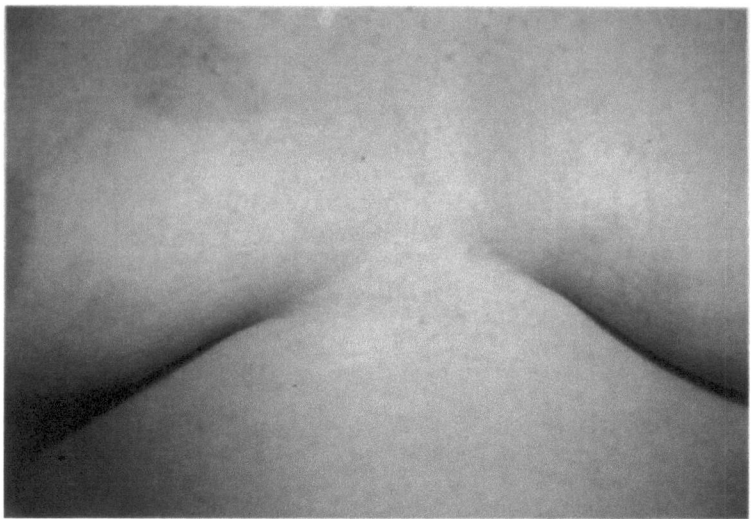

Abb. 3.10: Immunvaskulitis bei einer Patientin, die wegen einer akuten myeloischen Leukämie transplantiert wurde.

3.3 Transfusionsmedizin

Wegen der zu erwartenden aplastischen Phasen muß für intensive hämatologische und onkologische Therapien die Möglichkeit vorhanden sein, jederzeit Blut und Blutbestandteile transfundieren zu können. Im Idealfall ist das Transfusionszentrum in die Klinik integriert. Bei anämischen Patienten sollten Erythrozytenkonzentrate transfundiert werden, während die Gabe von Warmbzw. Frischblut wegen der Gefahr der Hepatitis- und HIV-Übertragung auf seltene Ausnahmesituationen beschränkt bleibt. Immunsupprimierten Patienten sollten leukozyten-depletierte Erythrozytenkonzentrate – was z. B. durch Zwischenschalten von speziellen Filtern erreicht wird – erhalten. Zur Vermeidung einer Graft versus host-Reaktion ist bei knochenmarktransplantierten Patienten eine zusätzliche Bestrahlung der Konserven notwendig. Eine Thrombopenie mit Blutungsneigung macht eine Transfusion von Thrombozytenkonzentraten, die nicht unbedingt blutgruppengleich sein müssen, erforderlich. Falls nach mehrfacher Thrombozytengabe eine Sensibilisierung des Patienten gegen Spenderthrombozyten besteht oder die Thrombozyten nur gering ansteigen, ist die Gabe von HLA-identischen Thrombozyten sinnvoll. Im Vergleich zu thrombozytenreichem Frischplasma liefern Zellseparatoren eine größere Ausbeute an funktionsfähigen Thrombozyten. Eine Thrombozytenspende beansprucht etwa zwei Stunden. Voraussetzung für den Spender ist neben einem guten Allgemeinzustand, daß keine übertragbaren bakteriellen oder viralen Infekte vorliegen. Zur Sicherheit muß jedes gewonnene Konzentrat auf HIV und Hepatitis getestet werden.

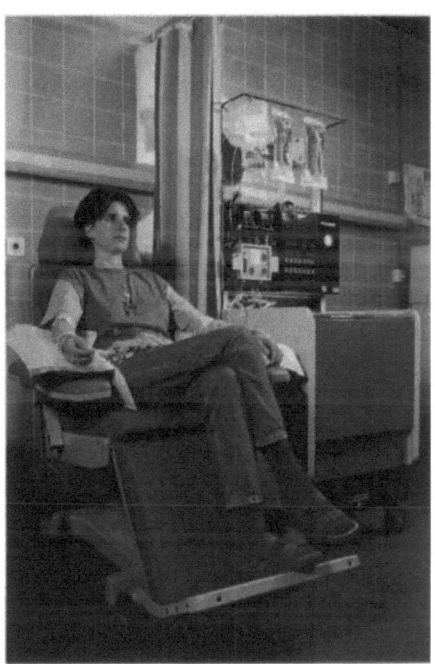

Abb. 3.11: Spenderin am Zellseparator.

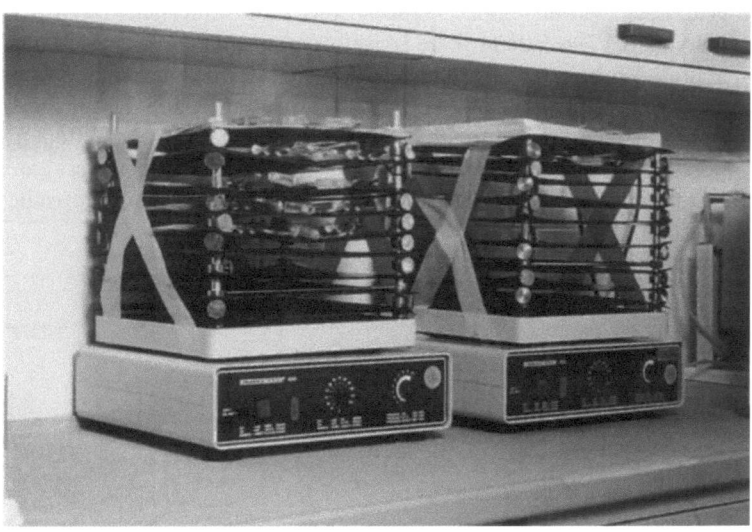

Abb. 3.12: Thrombozytenschaukel zur Lagerung von Thrombozyten. Auf der Thrombozy-tenschaukel sind die Thrombozytenkonzentrate bei Zimmertemperatur fünf Tage lang halt-bar.

Die Substitution von Granulozyten bei aplastischen Patienten hat sich nicht bewährt. Eine Ausnahme bilden Säuglinge mit vorübergehender Knochenmarksaplasie.

3.4 Hyperthermie

Die Hyperthermie ist ein neuer Ansatz in der Therapie solider Tumoren. Sie beruht auf dem Ergebnis experimenteller Befunde, welches zeigte, daß durch eine Erhöhung der Körpertemperatur auf 42 bis 45 °C bei malignen Zellen ein zytotoxischer Effekt eintritt. Klinisch relevant ist, daß bestimmte Zytostatika im höheren Temperaturbereich eine stärkere Wirkung aufweisen, so daß man von einem Synergismus zwischen diesen Zytostatika und der Hyperthermie ausgehen kann. Die Hyperthermie wird durchgeführt als Extremitäten-, Organ- und Ganzkörperhyperthermie (s. Abb. 3.13), wobei die letztere wegen ausgeprägter Nebenwirkungen (z. B. Knochenmarkdepression) nur beschränkt zum Einsatz kommt. Phase II-Behandlungsergebnisse einer kombinierten Thermochemotherapie liegen bei Sarkomen im Extremitäten- und Abdomen/Beckenbereich vor. In einigen Fällen konnten primär inoperable Sarkome durch dieses Behandlungskonzept einer Operation zugeführt werden. Die Behandlung von Manifestationen im ZNS und Thorax ist derzeit noch nicht routinemäßig durchführbar. Vor einer Hyperthermiebehandlung müssen operativ Temperatursonden (s. Abb. 3.14) in den Bereich des Tumors gelegt werden (s. Abb. 3.15, 3.16). Diese Sonden können über zwei bis vier Monate zum Einsatz kommen, wobei sorgfältig auf Zeichen einer Infektion geachtet werden muß. Durch die kontinuierliche Temperaturmessung (s. Abb. 3.17) werden lokale Irritationen und Verbrennungen nur selten beobachtet. Voraussetzung für die lokale Hyperthermie sind ein zentralvenöser Zugang, eine intensive Beobachtung vor und nach Hyperthermie und eine kontinuierliche Monitorüberwachung. Derzeit wird der Stellenwert der Hyperthermie in Kombination mit Chemo- oder Strahlentherapie in klinischen Studien definiert und die Indikationen für dieses therapeutische Konzept im Rahmen der internistischen Onkologie festgelegt.

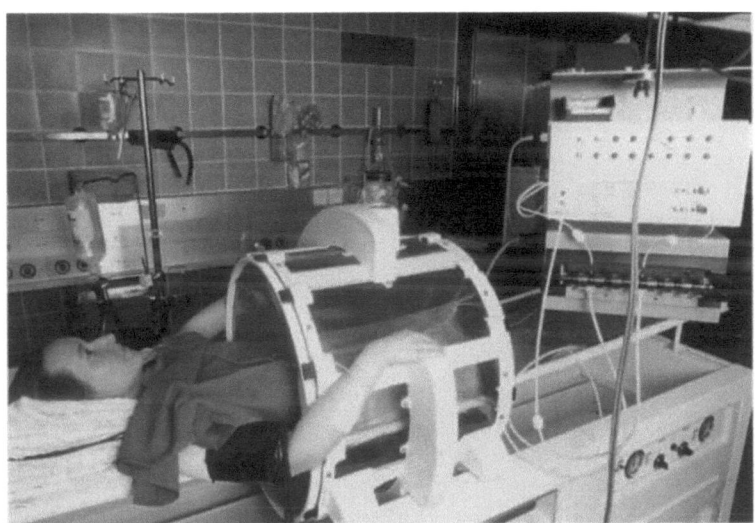

Abb. 3.13: Hyperthermie eines Patienten mit Weichteilsarkom im Beckenbereich.

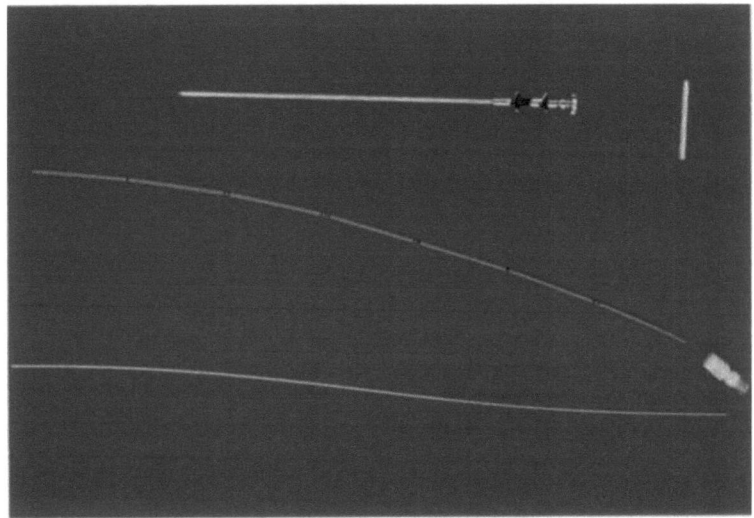

Abb. 3.14: Sonden zur regionalen Hyperthermie.

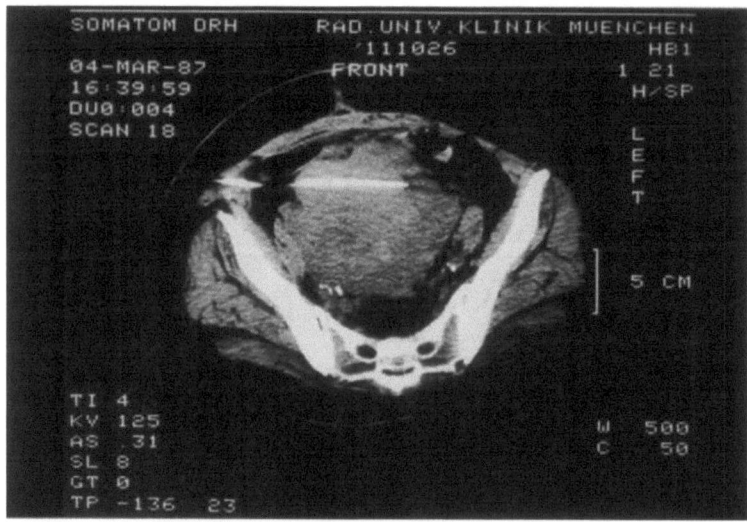

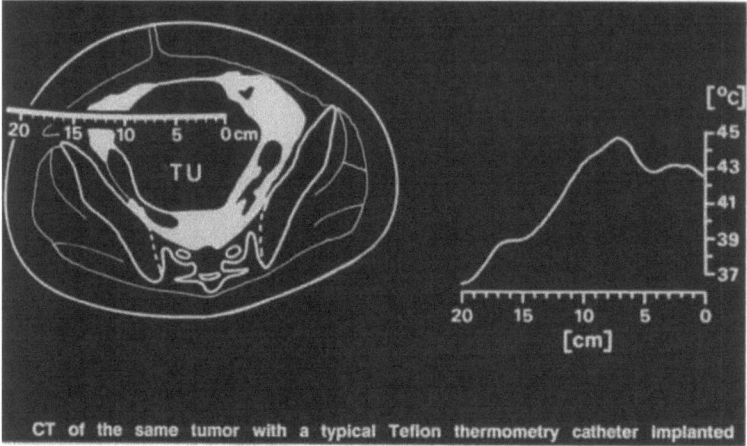

Abb. 3.15: Computertomographische Darstellung eines implantierten Hohlkatheters im Beckenbereich (*oben*). Wiedergabe der Katheterstrecke (0–20 cm) im Maßstab der CT-Aufnahme und der entsprechenden Temperaturmessungen (°C) entlang der Hohlkatheterachse im Abstand von 1 cm (*unten*).

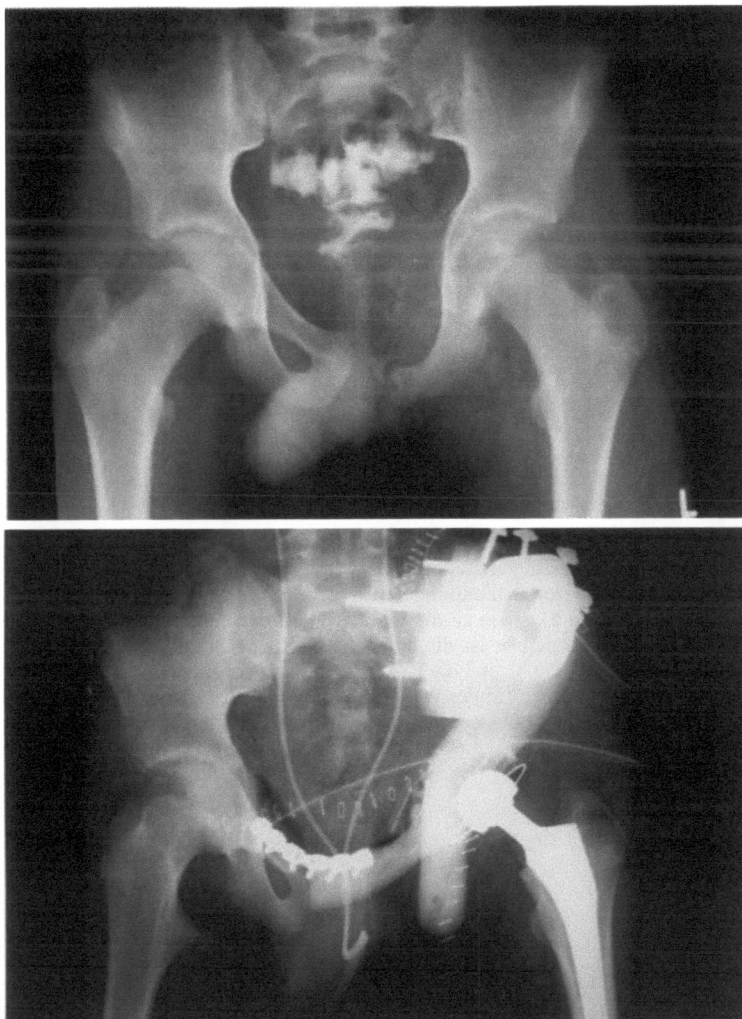

Abb. 3.16: 15-jähriger Patient mit Ewing-Sarkom im Bereich des linken Beckens. Präoperative Röntgenübersichtsaufnahme (*oben*). Der große Tumor hatte einen Teil der Darmbeinschaufel völlig destruiert. Es wurde zunächst eine Hemipelvektomie durchgeführt (*unten*). Da der Tumor nicht in toto zu entfernen war, erfolgte intraoperativ gleichzeitig die Implantation der Sonden zur Hyperthermie. Nach Abschluß der Behandlung verfügte der Patient über eine weitgehend normale Beweglichkeit.

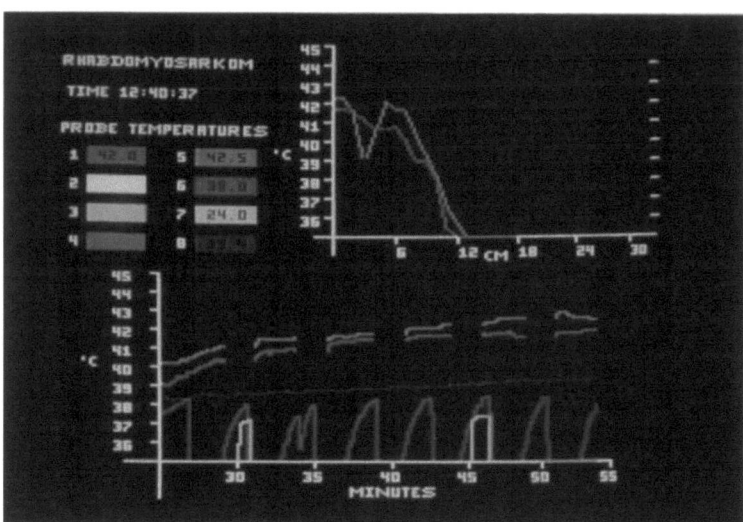

Abb. 3.17: Bildschirmdarstellung des Temperaturverlaufes während einer regionalen Hyperthermiebehandlung. Im unteren Teil der Abbildung ist die gemessene Temperatur (°C) in Abhängigkeit von der Behandlungszeit (min) dargestellt. Die beiden im Tumor liegenden Meßsonden (1 und 5) geben zu diesem Zeitpunkt der Behandlung eine Temperatur von 42 bzw. 42.5°C an. Daneben ist die ebenfalls über eine Sonde gemessene Blasentemperatur (blaue Kurve) mit 38.0°C und die Rektaltemperatur (braune Kurve) mit 39.4°C angegeben. Sonde 7 gibt die Temperatur des Wasserkühlbolus an der Haut wieder (24°C). Im oberen Teil der Abbildung ist die gemessene Temperatur entlang der Temperatursonden dargestellt. Man erkennt eine heterogene Temperaturverteilung im Bereich von 0 bis ca. 10 cm in beiden Katheterverläufen.

4 Nebenwirkungen onkologischer Therapien

Die Erfolge der Chemotherapie in Hämatologie und Onkologie werden durch eine Reihe von Nebenwirkungen erkauft, die durch die verwendeten Zytostatika selbst oder durch die Wirkung dieser Zytostatika auf proliferierende Gewebe (s. Abb. 4.1–4.4) (insbesondere Haut, Schleimhaut und Hämatopoese) verursacht werden.

Wie bei anderen Medikamenten können nach Zytostatikagabe toxische und allergische Reaktionen auftreten. In Folge der meist intravenösen Applikation von Zytostatika kommt es an den Injektionsstellen gelegentlich zu lokalen Reaktionen. Eine Reihe von Zytostatika kann bei versehentlicher paravenöser Injektion schwere Gewebsnekrosen verursachen. Bei den meisten Zytostatika treten dosisabhängig Übelkeit, Diarrhoe, Mukositis, Schleimhautulzera (s. Abb. 4.4) oder Alopezie (s. Abb. 4.1) auf. Seltener kommt es zu allergischen oder anaphylaktischen Reaktionen. Das Erkennen und die Behandlung dieser Nebenwirkungen setzt eine umfassende Aufklärung des Patienten und Erfahrung des Arztes in der Onkologie voraus.

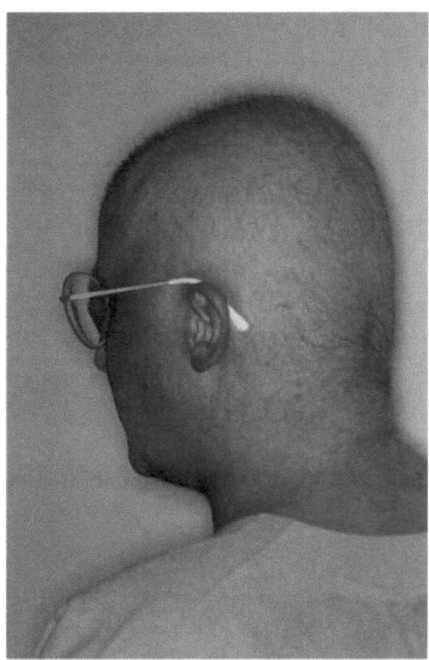

Abb. 4.1: Alopezie nach chemotherapeutischer Behandlung wegen akuter Leukämie.

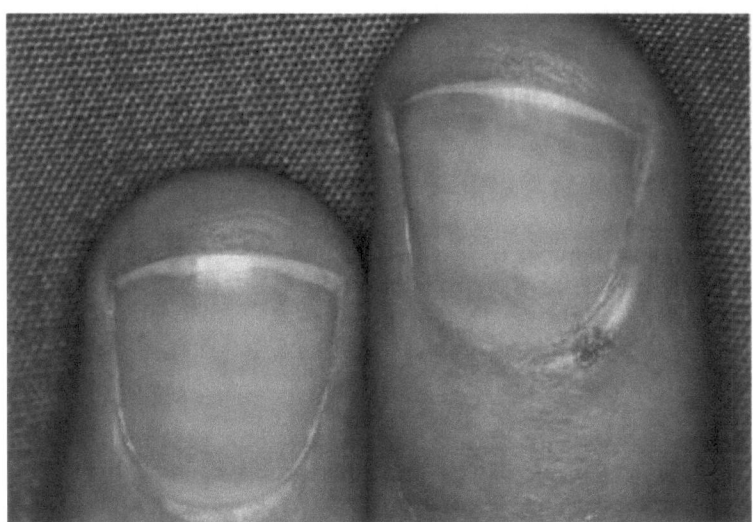

Abb. 4.2: Wachstumsstörung am Fingernagel bei einem zytostatisch behandelten Patienten (Messmersche Linien).

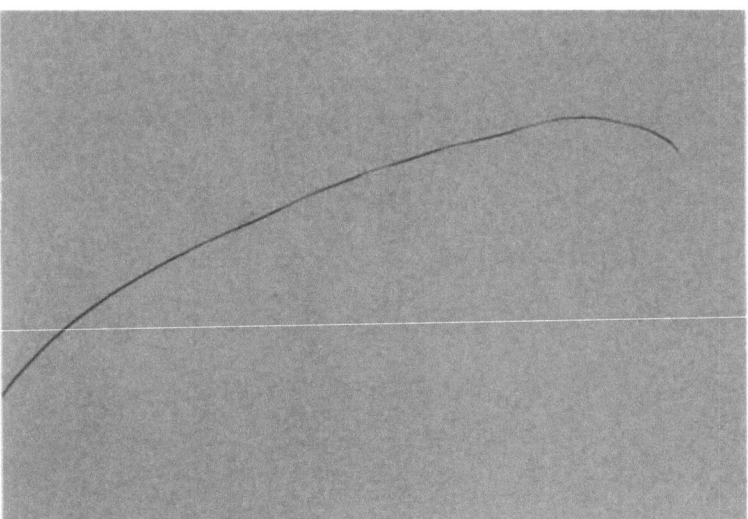

Abb. 4.3: Wachstumsstörung eines Haares bei einem Patienten mit akuter Leukämie nach hochdosierter Zytosin-Arabinosid-Therapie.

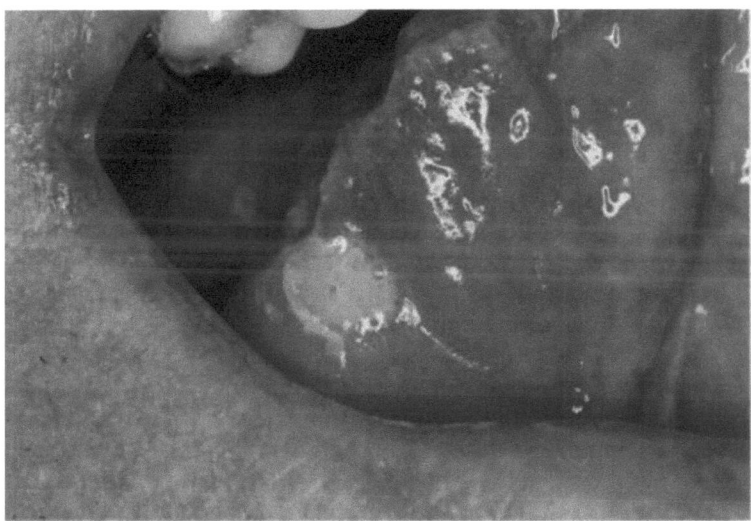

Abb. 4.4: Pfenniggroßes Ulkus am Zungengrund bei einer 48-jährigen Patientin mit Morbus Hodgkin (Leukopenie nach einer Kombinationschemotherapie).

4.1 Zytostatikawirkungen auf das Knochenmark

4.1.1 Leukopenie

In der Folge der meisten Chemotherapien tritt eine Leukopenie auf, in der die Patienten besonders infektionsgefährdet sind. An erster Stelle stehen bakterielle Infekte mit grampositiven und gramnegativen Keimen, die sich häufig als Sepsis äußern (s. Abb. 4.10). Bei leukopenischen Patienten, die Fieber entwickeln, muß nach ausreichender Materialgewinnung (Blut, Sputum, Urin) für die mikrobiologische Untersuchung mit einer breiten antibiotischen Therapie begonnen werden, bevor das mikrobiologische Ergebnis vorliegt (z. B. Kombination aus einem Cephalosporin oder Acylureido-Penicillin mit einem Aminoglykosid). Besonders abwehrgeschwächte und leukopenische Patienten sind durch Legionellen-Infekte gefährdet, die durch die üblichen mikrobiologischen Kulturtechniken nicht erfaßt werden. Es sollte bei einem Temperaturanstieg immer daran gedacht werden, Blut, Sputum, Urin und ggf. Endotrachealabsaugungen in Spezialmedien untersuchen zu lassen. Der serologische Nachweis der verschiedenen Legionellentypen gelingt oft nur verzögert. Therapie der Wahl ist Erythromycin, ggf. Ciprofloxacin oder Rifampicin.

In der Gruppe der viralen Infekte spielen insbesondere die Herpes- und Cytomegalieviren eine große Rolle. Das Spektrum der durch Herpesviren verursachten Infektionen reicht von Bläschen im Mundbereich bis zur lebensbedrohenden Herpes-Pneumonie und -Sepsis (s. Abb. 4.11–4.16). Durch eine frühe intravenöse Acyclovirbehandlung und Gabe von Immunglobulinen bei einem Herpes zoster (Trias: in Gruppen stehende Bläschen, segmentaler Befall, Schmerzen) sind der generalisierte und der nekrotisierende Herpes selten geworden.

Die Cytomegalieviren kommen insbesondere bei Patienten nach Knochenmarktransplantation häufig vor. Erstes Zeichen einer CMV-Pneumonie ist leichtes Hüsteln, bei Fortschreiten des Infektes kommt es nach ein bis zwei Tagen zur respiratorischen Insuffizienz. Als Therapie steht neuerdings das Medikament Ganciclovir zur Verfügung.

Pneumozystis carinii, ein ubiquitär vorkommender Parasit, kann insbesondere bei leukopenischen und immunsupprimierten Patienten zu fulminant verlaufenden Pneumonien führen. Die Diagnosestellung macht meist eine Bronchoskopie mit Absaugung (Bronchiallavage) erforderlich. Therapie der Wahl ist Trimethoprim-Sulfamethoxazol in hoher Dosierung. In der Prophylaxe der Pneumocystis-carinii-Pneumonie bei AIDS-Patienten haben sich besonders Pentamidin-Inhalationen bewährt.

Besondere Bedeutung bei leukopenischen Patienten haben Pilzinfektionen, weil sie oft zu spät erkannt werden. Während lokale Infektionen, z. B. der Mundhöhle (orale Candidiasis, (s. Abb. 4.5 und 4.6)) früh diagnostiziert gut mit lokal wirkenden Medikamenten wie Nystatin und Pyoktanin behandelt werden können, sind invasive und systemische Mykosen lebensbedrohlich. Deshalb sollte die Mundhöhle bei leukopenischen Patienten täglich inspiziert werden. Leider nehmen in jüngster Zeit neben der systemischen Candidainfektion (s. Abb. 4.7), auch die Aspergillosen (s. Abb. 4.8) an Häufigkeit zu. Sobald Aspergillen oder Candida in der Bronchoskopie, im Urin oder Stuhl nachgewiesen werden, gilt eine systemische Pilzinfektion als gesichert. Da sich die Erreger gelegentlich auch bei ausgeprägter Lungenaspergillose (s. Abb. 4.9) im Sputum oder Endotrachealabsaugungen mikrobiologisch nicht leicht nachweisen lassen, sollte schon bei Verdacht – d. h. bei nicht ausreichendem Ansprechen des Fiebers auf eine effiziente Antibiotikatherapie – eine antimykotische Therapie mit Amphotericin B i.v. und als Inhalation begonnen werden. Eine Aspergilleninfektion der Lunge kann zu Aspergillomen führen, die einer systemische Therapie kaum zugänglich sind und letale Blutungen verursachen können. Therapie der Wahl ist – soweit möglich – die chirurgische Resektion der Aspergillome.

Die bei Tumor- und immunsupprimierten Patienten auftretenden Infekte machen eine wiederholte Behandlung mit Antibiotika notwendig. Infolgedessen treten relativ häufig allergische Reaktionen auf, die von einfachen Arzneimittelexanthemen bis zum generalisierten Lyell-Syndrom reichen (s. Abb. 4.17–19).

Da der Rachenraum und der Magen-Darmtrakt bei leukopenischen Patienten die Eintrittspforte für Erreger darstellen, empfiehlt sich bei Leukopenie (Granulozyten < 1000/μl) eine orale Dekontamination des Rachenraums und des Magen-Darmtrakts. Hierfür kommen nicht resorbierbare Antibiotika und Antimykotika (Colistin, Neomycin, Nystatin, Amphotericin und Polymyxin) in Betracht. In den meisten Kliniken werden ausgeprägt leukopenische Patienten in Einzelzimmern in Umkehrisolation behandelt. Zur Verhinderung von nosokomialen Infekten (insbesondere Aspergillosen und Legionellosen) müssen in solchen Zimmern Klimaanlagen, Lüftungsschächte und Duschköpfe regelmäßig mikrobiologisch untersucht werden. Wegen des Problems der nosokomialen Infekte ist bei unkompliziertem Verlauf und guter Mitarbeit des Patienten auch eine Entlassung nach Hause trotz bestehender Leukopenie möglich. Allerdings darf eine regelmäßige Untersuchung des Patienten dabei nicht vernachlässigt werden, um einen Fieberanstieg, eine beginnende Pneumonie oder Schleimhautdefekte rechtzeitig zu erkennen und therapieren zu können. Zur Behandlung der meist sehr schmerzhaften Schleimhautulzera kommen Kamillelösung und Pyoktanin, ggf. zusätzlich xylokainhaltige Präparate, in Frage.

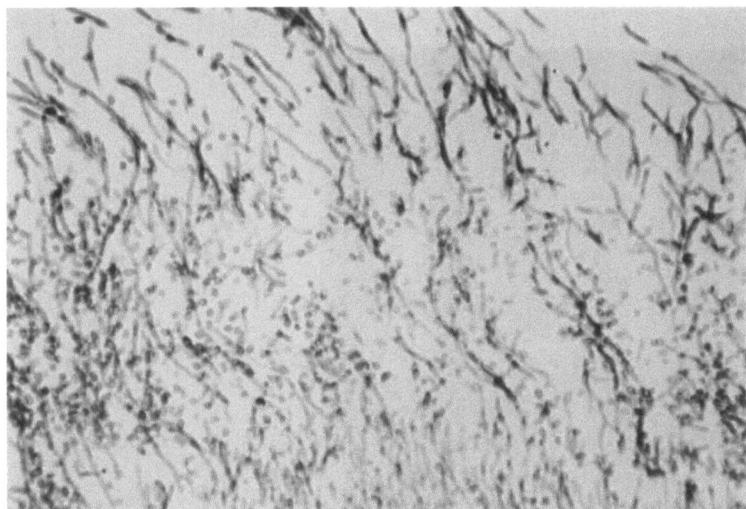

Abb. 4.5: Candidaausstrich.

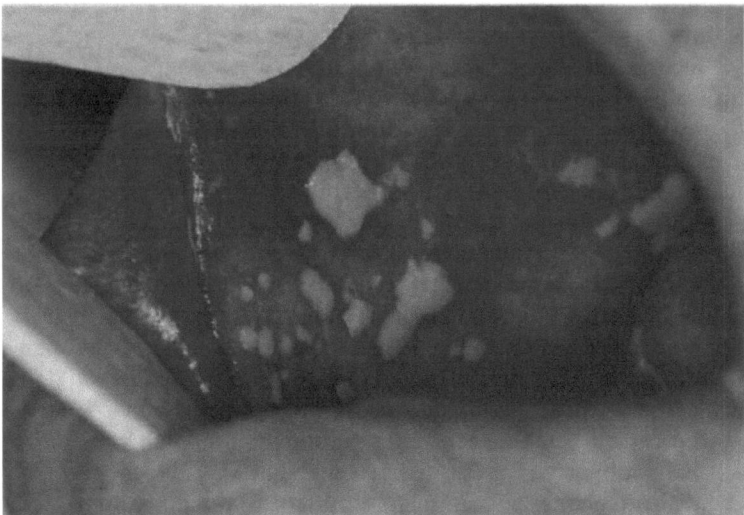

Abb. 4.6: Candidabeläge am Zungengrund bei einer 70-jährigen Patientin, die wegen eines Burkitt-like Lymphoms chemotherapiert wurde.

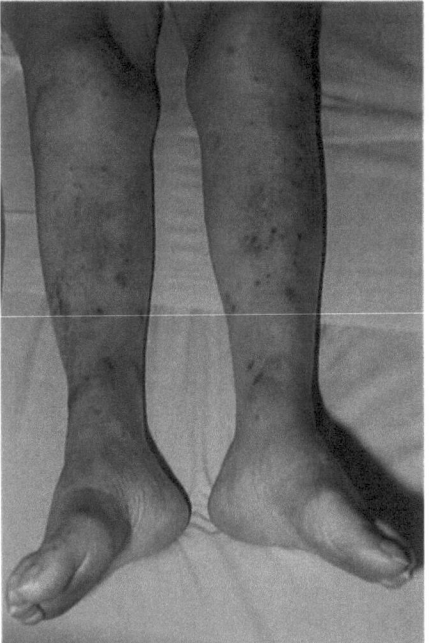

Abb. 4.7: Candidasepsis bei chronisch myeloischer Leukämie (Blastenkrise). Ein Hautbefall bei Candidasepsis tritt sehr selten auf und zeigt sich in kleinen rötlichen Erhabenheiten. Häufiger äußert sich eine generalisierte Candidainfektion in einer Fungiurie.

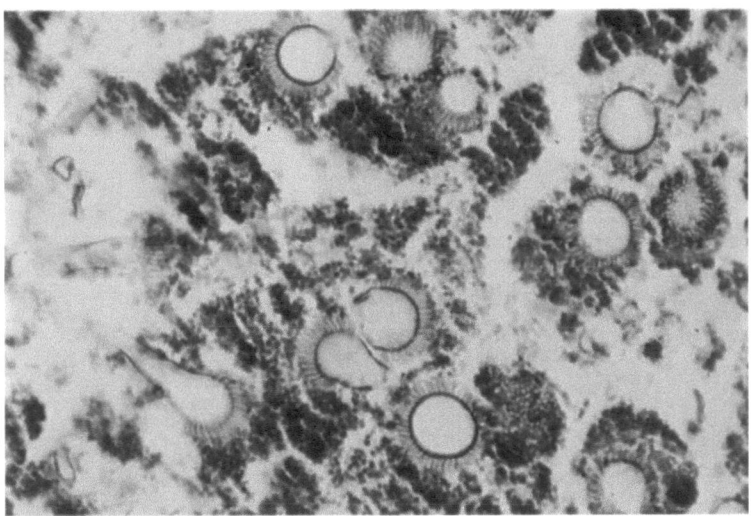

Abb. 4.8: Aspergillenpräparat.

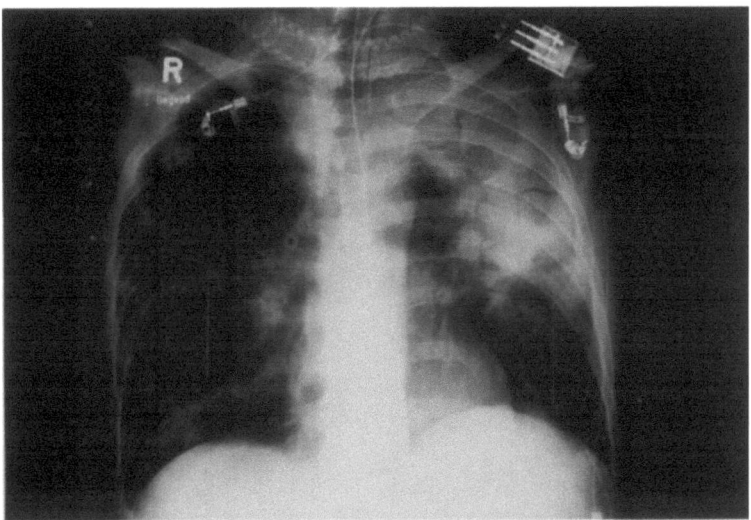

Abb. 4.9: Aspergillome in beiden Lungen bei einem 46-jährigen Patienten mit akuter myelo-ischer Leukämie. Der Patient entwickelte in der Leukopenie eine Aspergillose und verstarb in der Remission an einer akuten Lungenblutung.

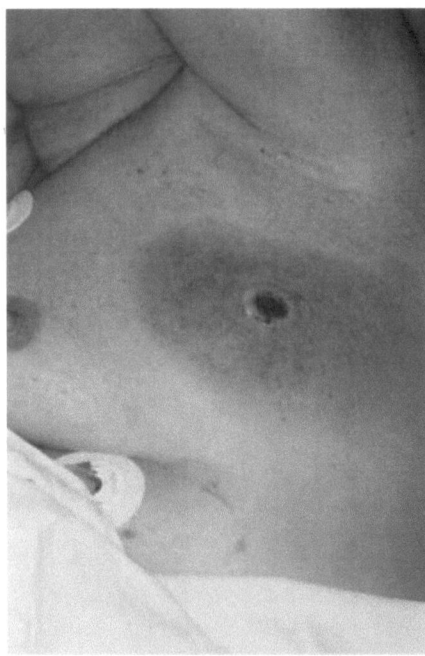

Abb. 4.10: Entzündliches Infiltrat mit zentraler Nekrose bei Pseudomonassepsis nach Knochenmarktransplantation.

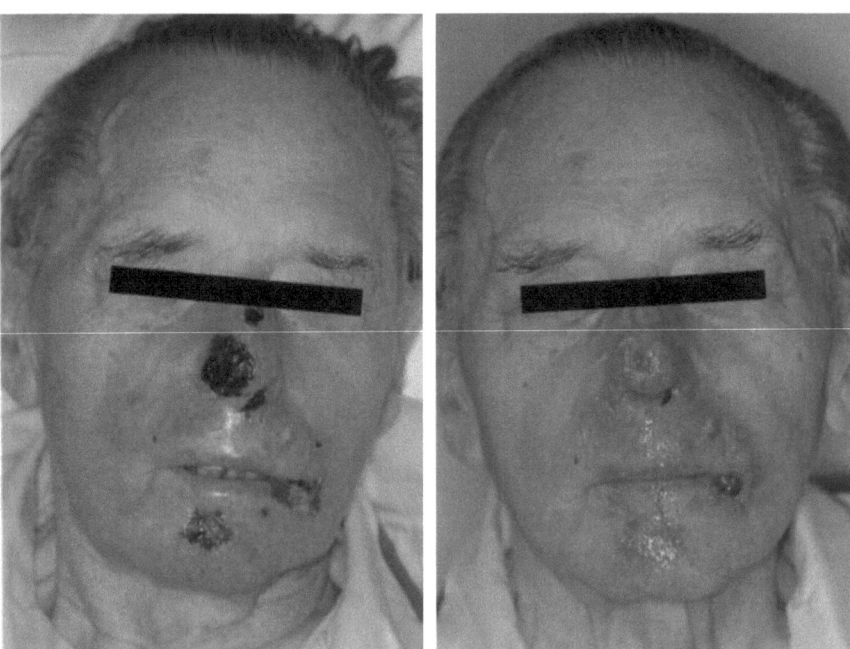

Abb. 4.11: 86-jähriger Patient mit chronisch lymphatischer Leukämie, Herpes-simplex-Infektion im Mund- und Nasenbereich, die tiefe Nekrosen verursacht hatte (*links*). Nach intravenöser Behandlung mit Acyclovir heilten die Nekrosen innerhalb einer Woche ab (*rechts*).

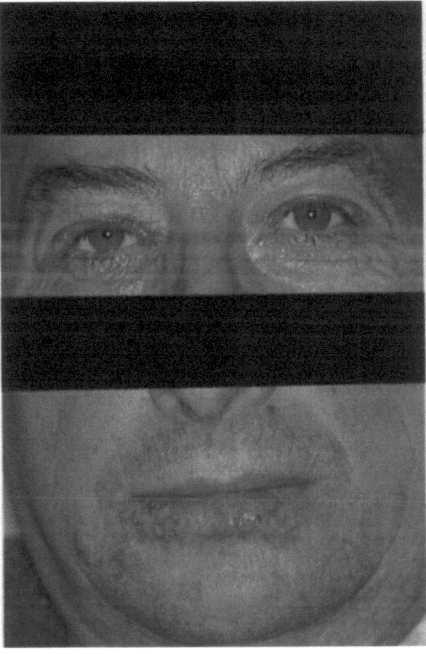

Abb. 4.12: Herpes-simplex-Infektion im Augen- und Mundbereich bei einem 57-jähriger Patienten mit akuter myeloischer Leukämie.

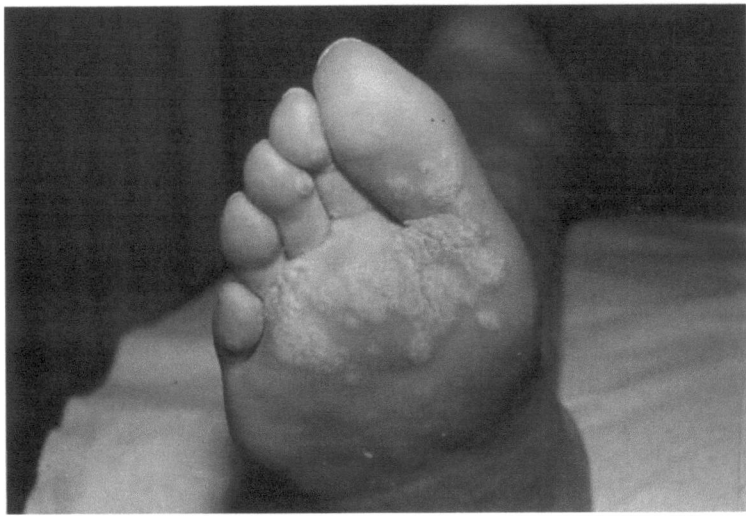

Abb. 4.13: Herpes-simplex-Befall der Fußsohle.

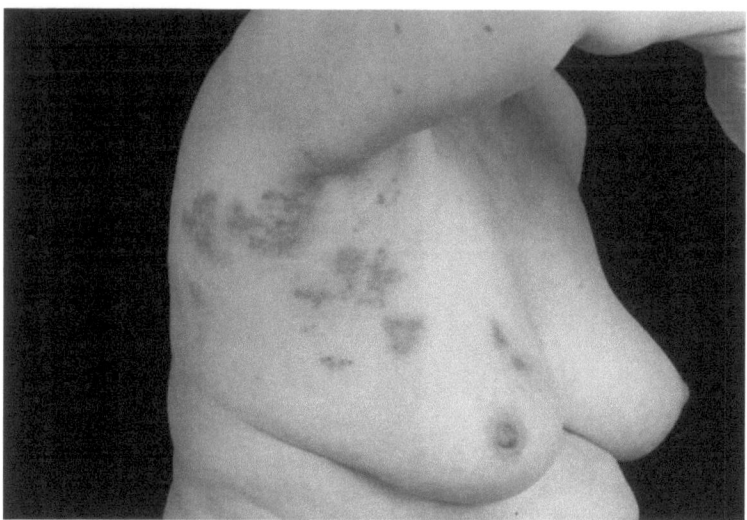

Abb. 4.14: 60-jährige Patientin mit malignem Non-Hodgkin-Lymphom, Herpes zoster im Segment Th 4.

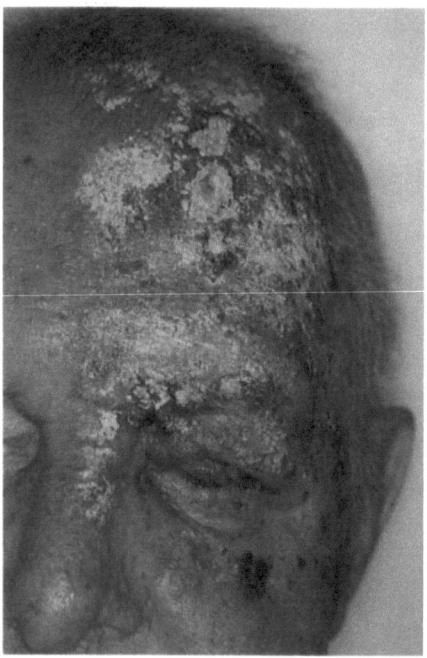

Abb. 4.15: Herpes zoster ophthalmicus bei einem 63-jährigen Patienten mit Non-Hodgkin-Lymphom unter Chemotherapie.

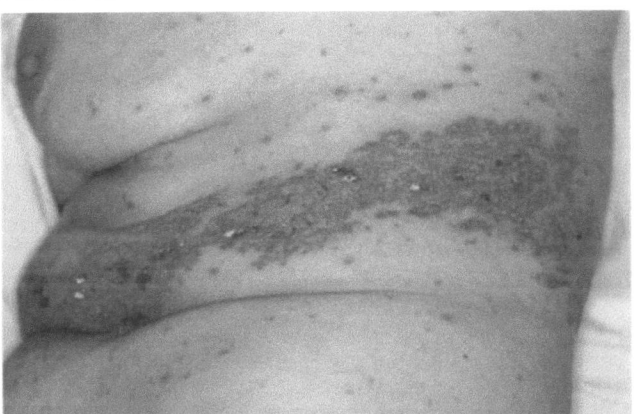

Abb. 4.16: Auftreten eines segmentalen Herpes zoster (Segment Th9) bei einer 63-jährigen Patientin, die wegen eines Mammakarzinoms chemotherapiert wurde (*oben*). Nach zwei Tagen Übergang in einen Herpes zoster generalisatus (*Mitte*). Lokale Therapie mit Vioform Lotio als austrocknende Maßnahme beim Herpes zoster (*unten*). Zusätzlich erhielt die Patientin eine systemische Therapie mit Acyclovir. Bei starken Schmerzen sind außerdem Analgetika, bei ausgedehntem Befall eine antibiotische Abschirmung indiziert.

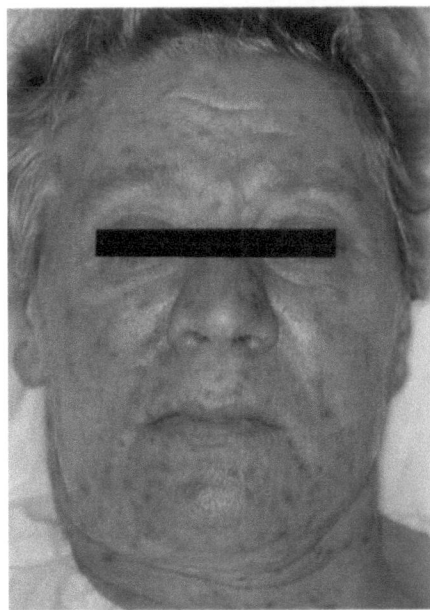

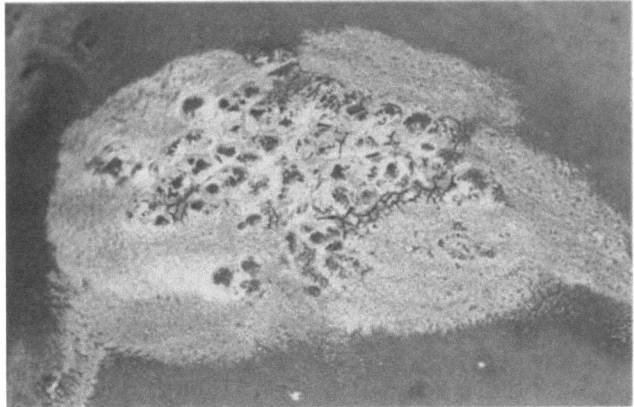

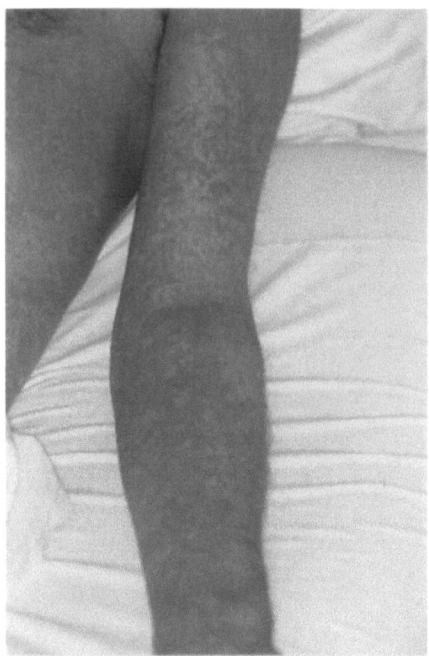

Abb. 4.17: Makulopapulöses Exanthem nach Gabe eines Breitspektrum-Antibiotikums.

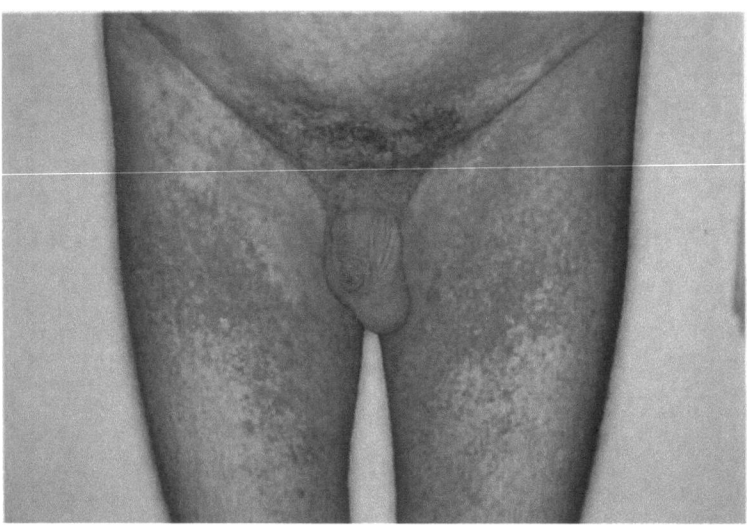

Abb. 4.18: Allergische Hautreaktion auf ein Breitspektrum-Antibiotikum bei einem 55-jährigen Patienten mit akuter myeloischer Leukämie.

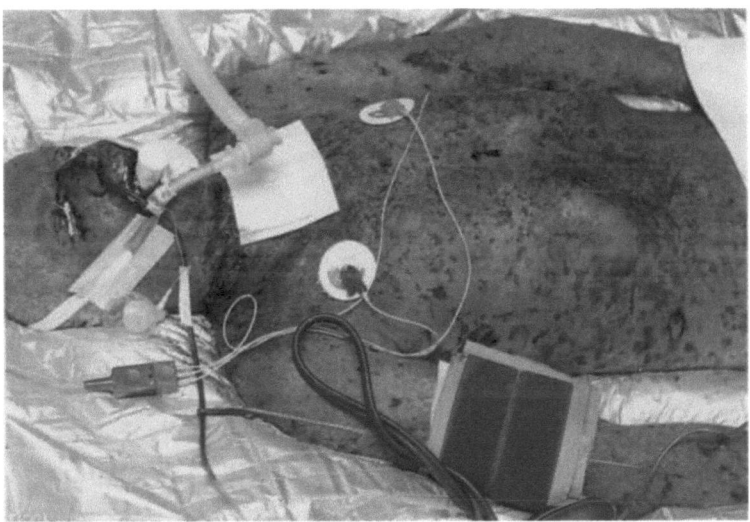

Abb. 4.19: Lyell-Syndrom bei einem 66-jährigem Patienten mit chronisch-lymphatischer Leukämie und schwerem Antikörpermangelsyndrom. Die hämorrhagischen Blasen haben sich größtenteils bereits abgelöst. Auslöser war eine allergische Reaktion auf ein Antibiotikum.

4.1.2 Thrombopenie

Die klinischen Manifestationen der Thrombopenie nach Chemotherapie entsprechen denen bei durch eine Grundkrankheit verursachten Thrombopenien. Als erste Anzeichen findet man Petechien bzw. Sugillationen (s. Abb. 4.20 und 4.21) an Haut oder Schleimhäuten, einen positiven Rumpel-Leede-Test (s. Abb. 1.9), Gingiva-Blutungen (besonders beim Putzen der Zähne) und Mikrohämaturie. Besonders gefährlich sind Blutungen im Netzhautbereich und Glaskörper (vom Patienten als Mückentanzen beschrieben), massive Blutungen in Folge von Stürzen, unstillbares Nasenbluten und – insbesondere bei blutdruckinstabilen Patienten – die zerebrale Massenblutung (s. Abb. 4.23).

Daneben kann es durch die Thrombopenie zu Einblutungen in das Gebiet vorbestehender Arzneimittelexantheme (s. Abb. 4.22) kommen. Massive Blasenblutungen sind möglich, wenn bei Patienten mit einer Cyclophosphamid-induzierten Zystitis eine Thrombopenie auftritt. Bei ausgeprägter und akut aufgetretener Thrombopenie (Thrombozyten unter 10 000/µl) sollten prophylaktisch Thrombozytentransfusionen erfolgen.

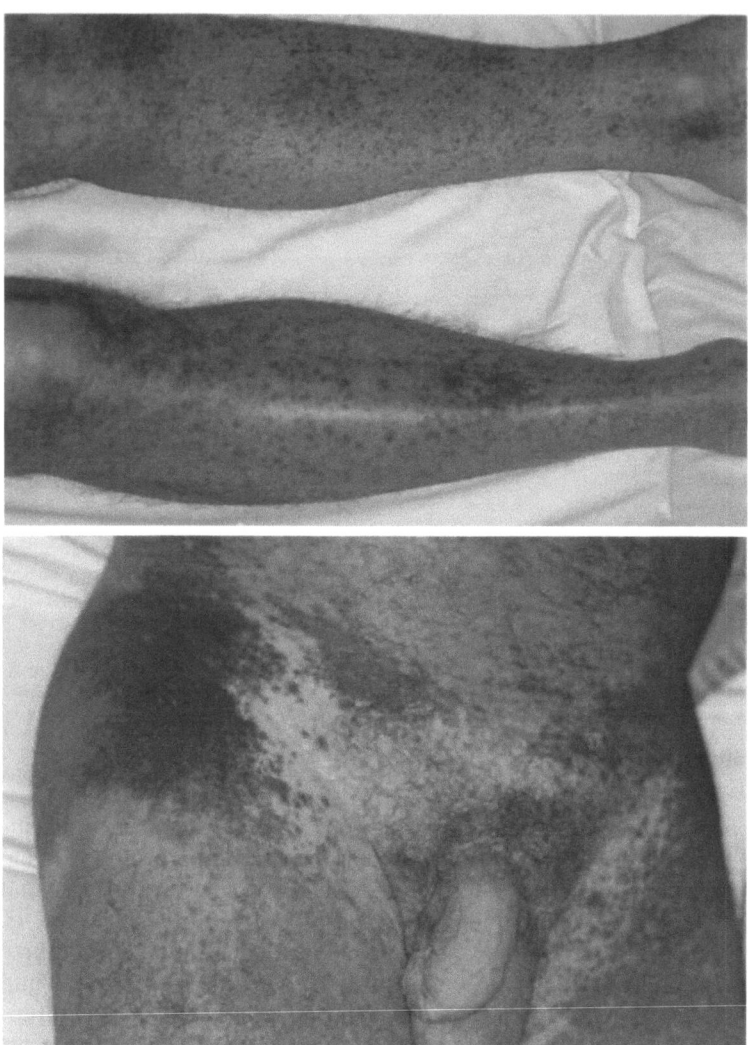

Abb. 4.20: Petechien (*oben*) und Sugillationen (*unten*) bei einem thrombozytopenischen Patienten mit akuter myeloischer Leukämie nach der Induktionschemotherapie.

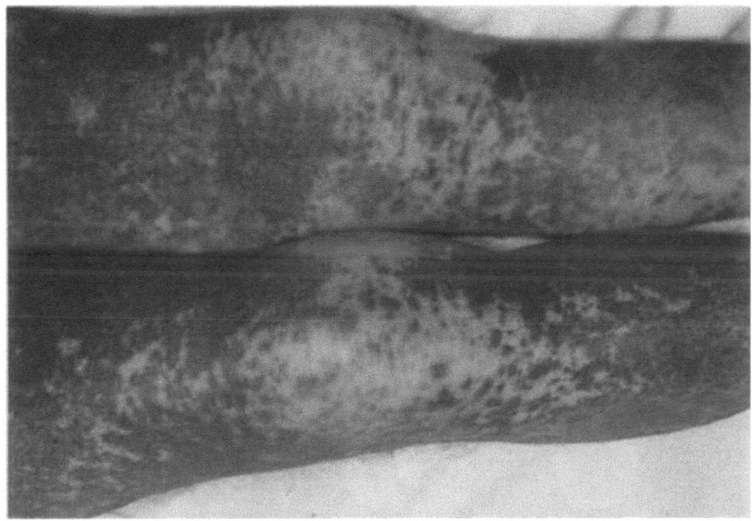

Abb. 4.21: Konfluierende Petechien bei einem Patienten mit myelodysplastischem Syndrom und Thrombozytopenie.

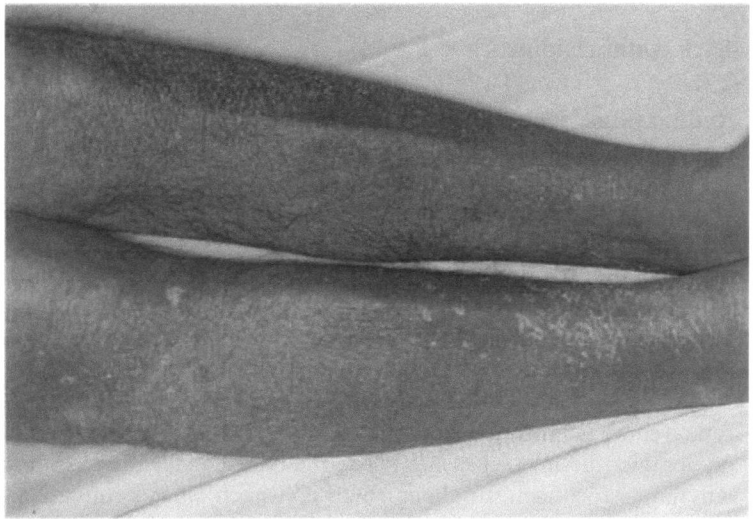

Abb. 4.22: Einblutung in ein vorbestehendes Arzneimittelexanthem im thrombopenischen Intervall bei einem 45-jährigen Patienten mit akuter myeloischer Leukämie.

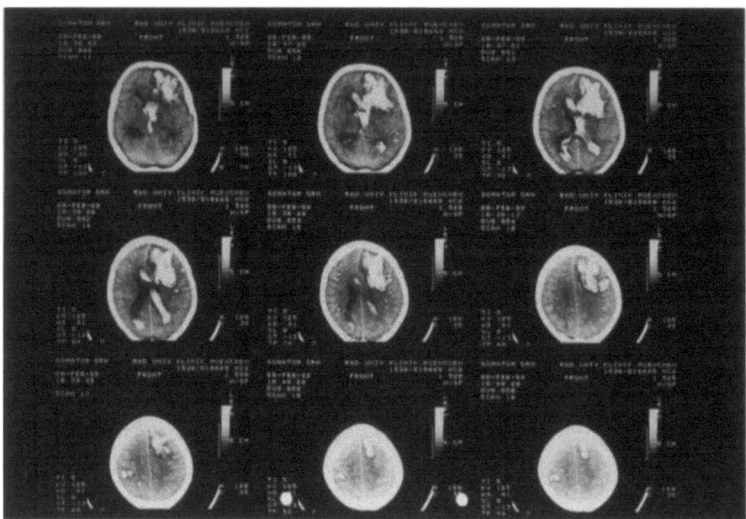

Abb. 4.23: Gehirnmassenblutung bei einer 19-jährigen Patientin mit therapierefraktärer akuter Leukämie und Thrombopenie (CT Schädel).

4.2 Substanzspezifische Nebenwirkungen

4.2.1 Anthrazykline

Anthrazykline sollten über korrekt intravenös liegende Plastikkanülen gegeben werden, da bereits geringste Paravasate zu tiefen, schwer heilenden Hautnekrosen führen können (s. Abb. 4.24–4.27). Da ein Paravasat bei Anthrazyklinen in der Regel schmerzhaft ist, muß bei Mißempfindungen oder Schmerzen die Infusion beendet werden. Die Akutbehandlung von Paravasaten beinhaltet lokale Infiltrationen mit physiologischer Kochsalzlösung, evtl. Kortikoide und kühlende Umschläge. Die rasche, lokale Applikation von DMSO-Lösung scheint die Schwere der Hautnekrosen günstig beeinflussen zu können. Aufgetretene Nekrosen müssen chirurgisch versorgt werden.

Eine weitere gefährliche Komplikation ist die Anthrazyklin-bedingte Kardiomyopathie, die im Gegensatz zu den bei zu schneller Injektion auftretenden Rhythmusstörungen im allgemeinen erst nach einer kumulativen Dosis von 500–550 mg/m² Doxorubicin auftritt. Die Anzeichen der durch Anthrazyklin bedingten Kardiomyopathie sind (nach N. Göldel):

- nur geringe vorausgehende Symptome (Müdigkeit, Schwäche, Belastungsdyspnoe)
- plötzliche und schnelle Verschlechterung (Tachypnoe, Tachykardie, periphere Ödeme, pulmonale Stauungszeichen, Hepatomegalie)
- meist therapierefraktär und letal

Bei Patienten mit kardialer Anamnese sowie in einem höheren Dosisbereich sollten deshalb vor erneuter Anthrazyklin-Gabe zum Ausschluß einer Kardiomyopathie eine Ultraschalluntersuchung des Herzens und eine MUGA (multiply gated aquisition, szintigraphische Berechnung der Auswurffraktion) erfolgen.

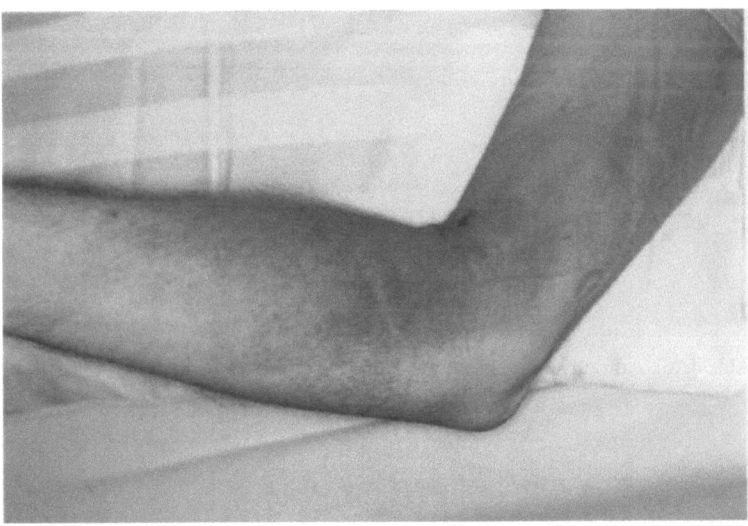

Abb. 4.24: Massive entzündliche Reaktion mit beginnender Nekrose an der Einstichstelle nach paravenöser Gabe von Adriamycin.

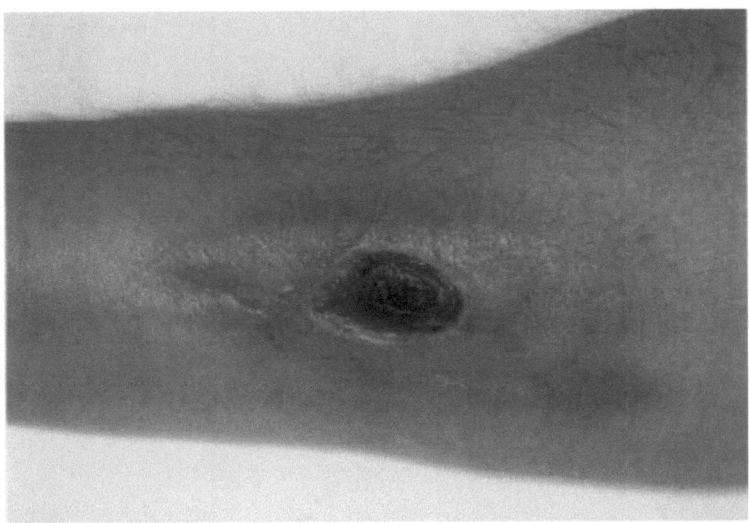

Abb. 4.25: Hautnekrose nach Adriamycin-Paravasat am Unterarm bei einer 51-jährigen Patientin mit Mammakarzinom.

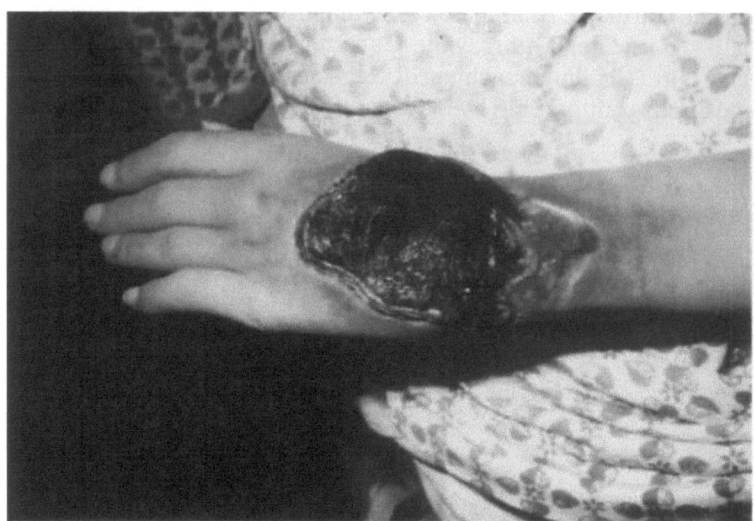

Abb. 4.26: Adriamycin-Nekrose am Handrücken.

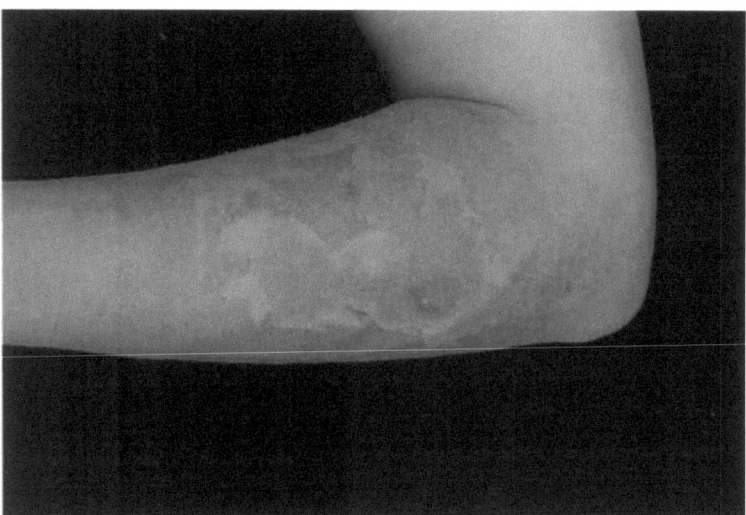

Abb. 4.27: In Abheilung begriffener Hautdefekt 14 Tage nach geringem Adriamycin-Paravasat bei einem 37-jährigen Patienten mit Morbus Hodgkin.

4.2.2 Cytosin-Arabinosid

Eine relativ häufige Nebenwirkung ist ein kleinfleckiges makulopapulöses Exanthem (s. Abb. 4.29 und 4.30), das mit Juckreiz und Schmerz verbunden ist. In einem Teil der Fälle kommt es – ähnlich wie beim Capillary-Leakage-Syndrom – zur ödematösen Einlagerung im Bereich der betroffenen Hautpartien. Im Rahmen der meist bestehenden Thrombopenie kann es auch zu stärkeren Einblutungen im Bereich des Exanthems kommen. Zwei bis drei Wochen nach der Chemotherapie treten gelegentlich feinschuppige Veränderungen, besonders der Handinnenflächen auf (s. Abb. 4.31). An den Augen wird häufig – besonders unter mittel- und hochdosierter Cytosin-Arabinosid-Therapie – eine Konjunktivitis (s. Abb. 4.28) beobachtet, die durch die Gabe von kortikoidhaltigen Augentropfen weitgehend vermieden werden kann. Bei höher dosierter Cytosin-Arabinosidtherapie wurden häufiger interstitielle Lungenveränderungen beobachtet, die dem Bild eines ARDS gleichen und schnell zum respiratorischen Versagen führen können. Die differentialdiagnostische Abgrenzung zur Virus- bzw. bakteriellen Pneumonie ist oft schwierig.

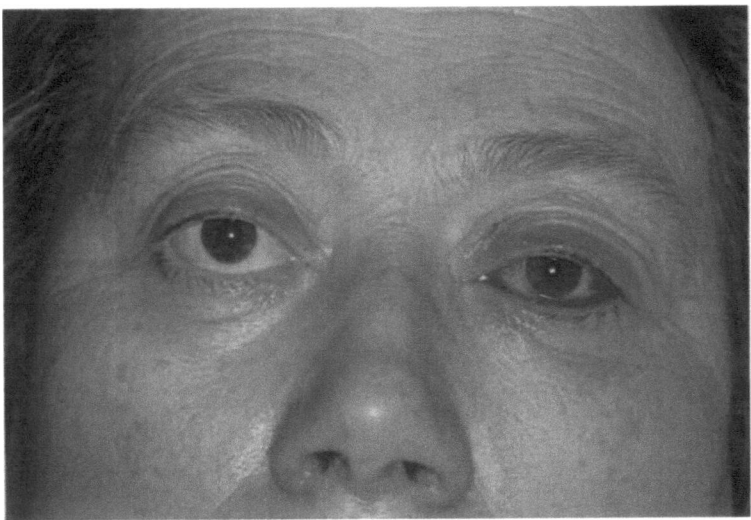

Abb. 4.28: Ausgeprägte Konjunktivitis am linken Auge nach Gabe von Cytosin-Arabinosid.

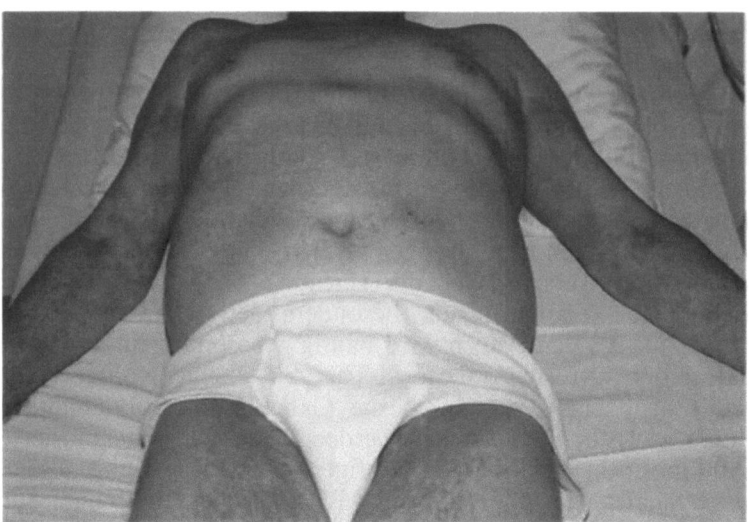

Abb. 4.29: Papulöses Exanthem nach systemischer Gabe von Cytosin-Arabinosid bei einem 37-jährigen Patienten mit akuter myeloischer Leukämie.

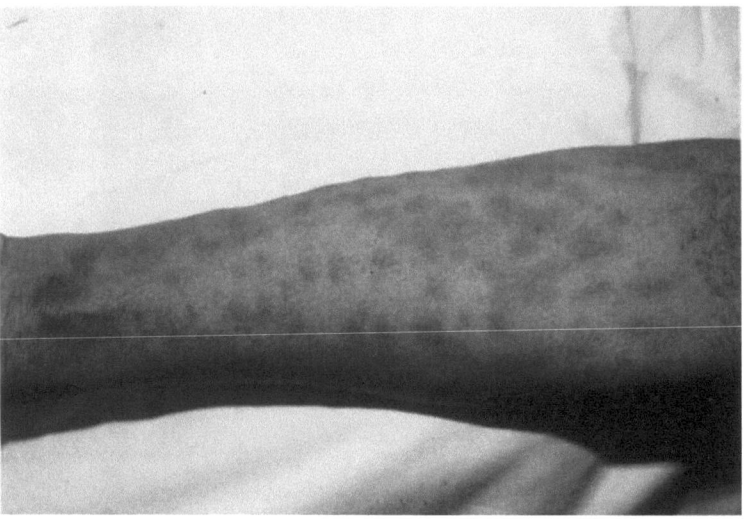

Abb. 4.30: Feinfleckiges stark juckendes Exanthem, das am fünften Tag nach Beginn einer Chemotherapie mit Cytosin-Arabinosid auftrat (55-jähriger Patient mit akuter myeloischer Leukämie).

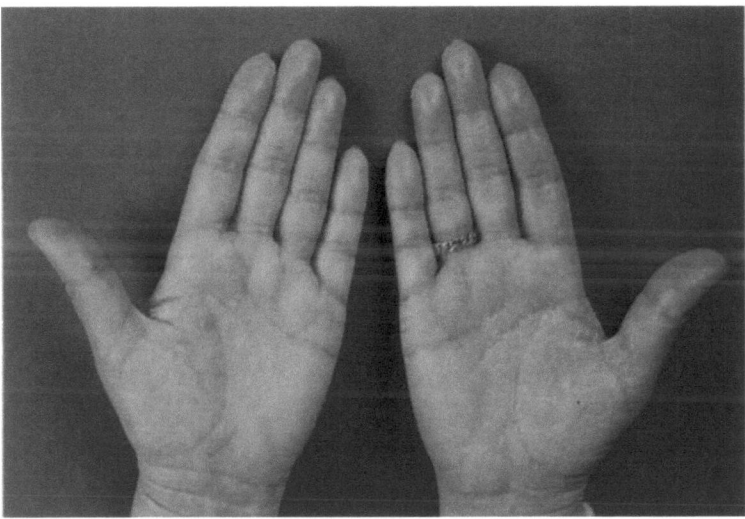

Abb. 4.31: Feinschuppende Veränderungen der Handinnenflächen nach Gabe von Cytosin-Arabinosid (50-jährige Patientin mit akuter myeloischer Leukämie).

4.2.3 Bleomycin

Als akute Nebenwirkung tritt häufig Fieber und Schüttelfrost auf. An der Haut kommt es besonders im Bereich von Narben, am Handrücken und an den Beugelinien der Handteller zu einer ausgeprägten Braunfärbung (s. Abb. 4.34), die sich nach Abschluß der Therapie nur langsam zurückbildet. Seltener treten Braunfärbungen größerer Hautareale auf, die häufig mit einer Schuppung verbunden sind. Die Patienten müssen auf diese Hyperpigmentierung aufmerksam gemacht werden, da auch leichte Hautdefekte, wie sie z. B. nach Kratzen entstehen, zur Braunfärbung neigen. Gelegentlich kann man unter Bleomycintherapie ein Anschwellen der Fingerbeeren (s. Abb. 4.34) beobachten, das sich aber nach Absetzen der Therapie zurückbildet. Bei intrakavitärer Gabe von Bleomycin treten gelegentlich streifenförmige Verfärbungen an der Einstichstelle auf (s. Abb. 4.32). Eine seltene Nebenwirkung von Bleomycin ist das Raynaudphänomen (s. Abb. 4.33), während Lungenveränderungen, die im akuten Stadium zu einer Pneumonitis und chronisch zu einer Lungenfibrose führen können, öfter beobachtet wurden. Deshalb sollte bei höher dosierter Bleomycintherapie regelmäßig eine Prüfung der Lungenfunktion erfolgen.

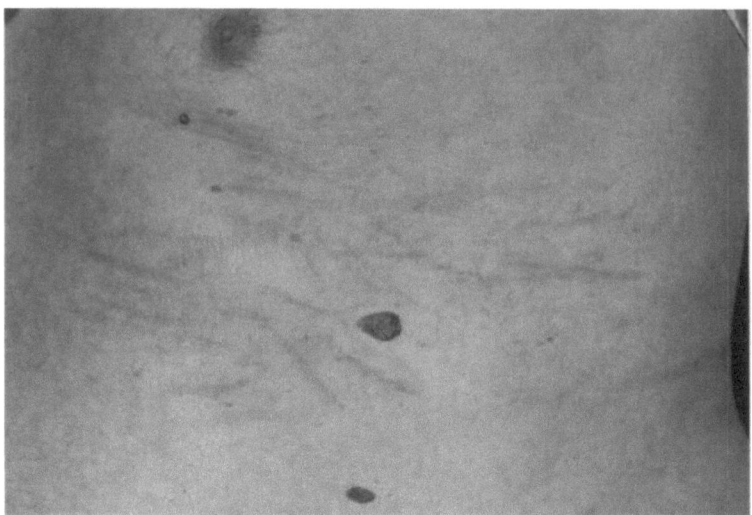

Abb. 4.32: Streifenförmige, bräunliche Hautverfärbung nach intrakavitärer Gabe von Bleomycin bei einem 68-jährigen Patienten mit Adenokarzinom der Lunge.

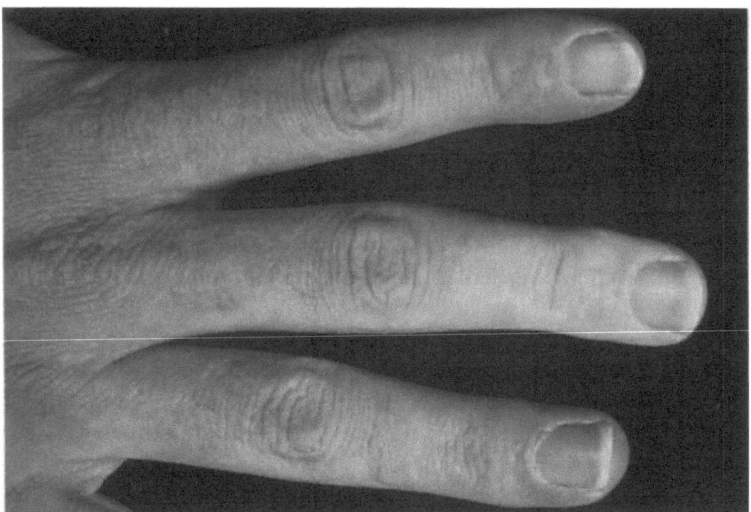

Abb. 4.33: Raynaud-Phänomen bei einem 27-jährigen Patienten, der wegen eines Hodenteratoms eine bleomycinhaltige Kombinationschemotherapie erhalten hatte.

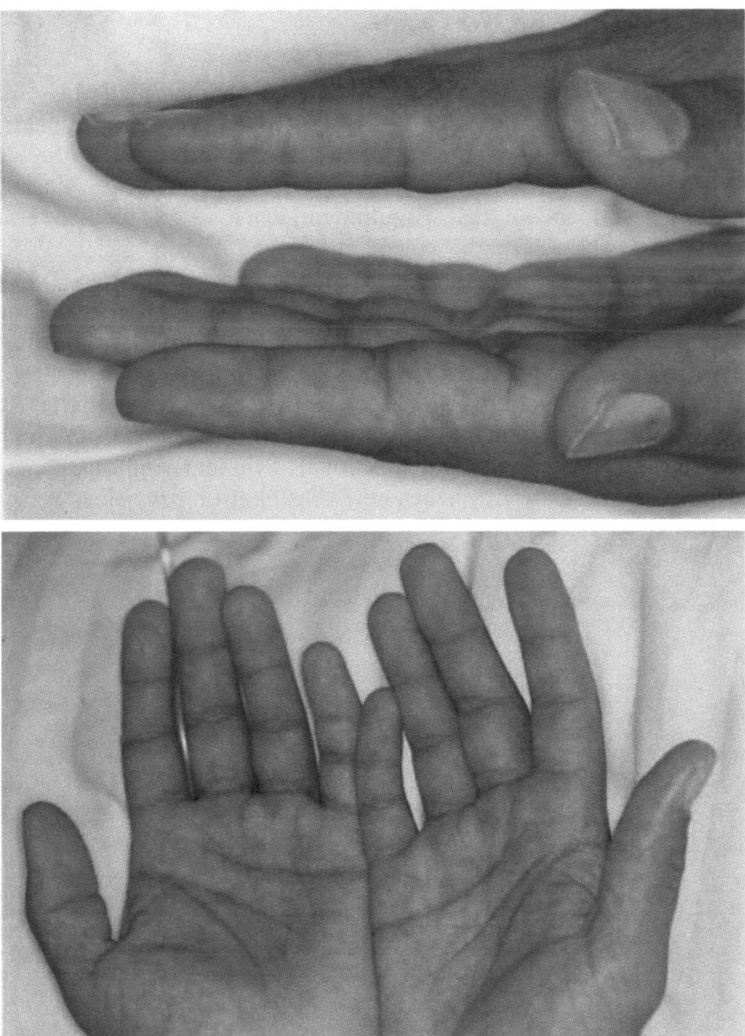

Abb. 4.34: Hyperpigmentation am Handrücken (*oben*) und an den Handfurchen (*unten*) nach systemischer Gabe von Bleomycin bei einem 30-jährigen Patienten mit Hodentumor. Zusätzlich kann man auch die leichte Auftreibung der Fingerbeeren erkennen.

4.2.4 5-Fluorouracil (5-FU)

Häufig beobachtete Nebenwirkungen sind bläulich-livide bis dunkelbraune Verfärbungen der oberflächlich verlaufenden Venen im Injektionsbereich (s. Abb. 4.35 und 4.36), die möglicherweise durch eine direkte toxische Wirkung der Substanz auf das Endothel hervorgerufen wird. Zusätzlich zeigen sich – besonders an den Handinnenflächen – gelegentlich Hautveränderungen (s. Abb. 4.37), die einem atopischen Ekzem gleichen. Neben einer Konjunktivitis kann es unter 5-FU-Gabe zum vermehrten Tränensekretion kommen, welches auf eine Schwellung der Tränenkanäle zurückzuführen ist. Besonders unter einer niedrig dosierten 5-FU-Dauerinfusion über Tage bis Wochen, wie sie von einzelnen Autoren beim fortgeschrittenen kolorektalen Karzinom durchgeführt wird, tritt häufig eine schmerzhafte Rötung und Schwellung der Hände und Füsse (sog. Hand-foot-Syndrom) auf. Bei Perfusion der Leberarterie muß auf eine lokale Schmerzsymptomatik geachtet werden, da sie das erste Anzeichen einer Dislokation bzw. eines Verschlusses des Katheters darstellt.

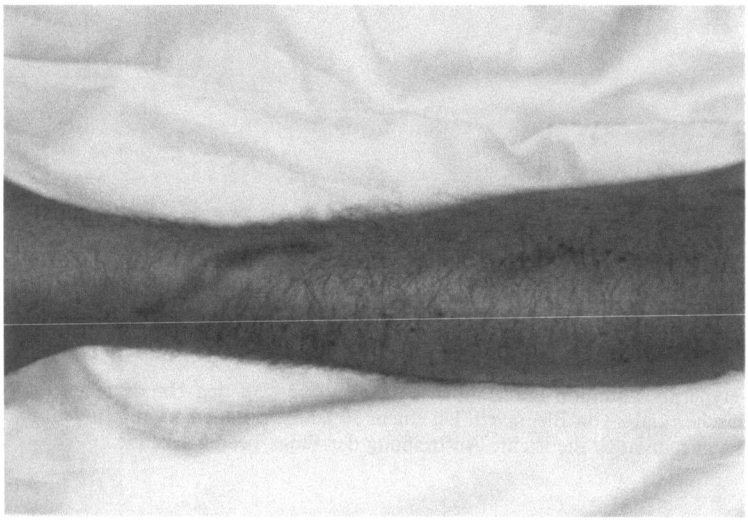

Abb. 4.35: Bräunliche Verfärbung der oberflächlichen Venen nach intravenöser Gabe von 5-Fluorouracil.

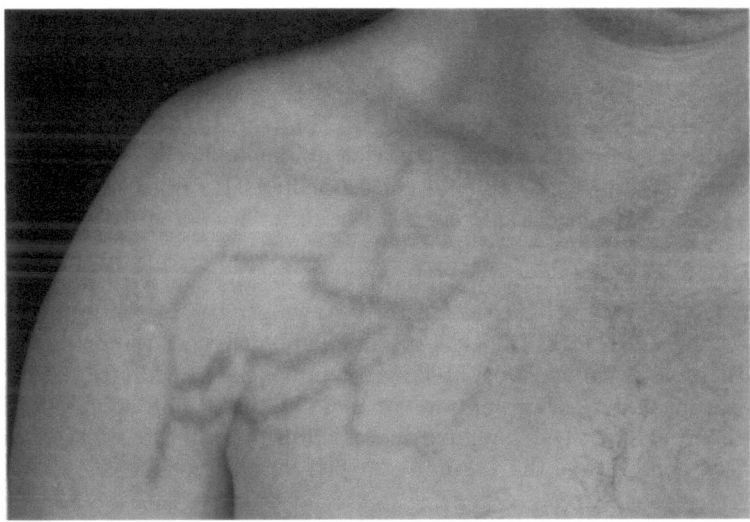

Abb. 4.36: Rötlich-braune Verfärbung der oberflächlichen Venen nach Applikation von 5-Fluorouracil in die Vena basilica bei einem 39-jährigen Patienten mit Kolonkarzinom.

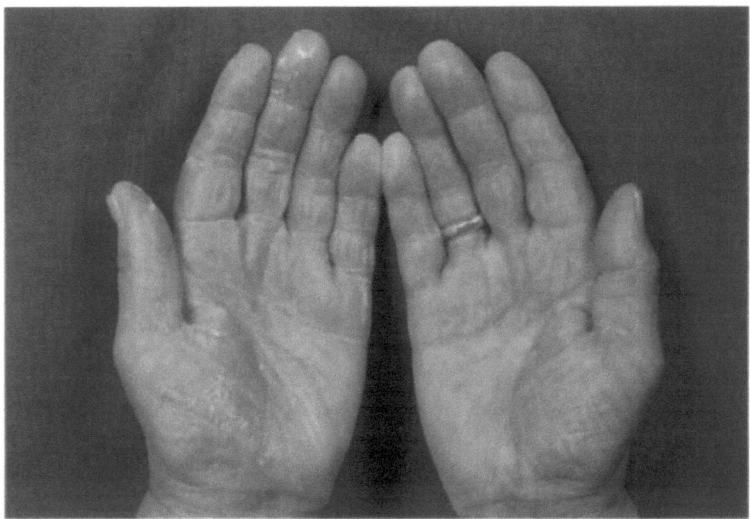

Abb. 4.37: Feinschuppige Veränderungen der Handinnenflächen nach wöchentlicher 5-Fluorouracil-Therapie bei einem 65-jährigen Patienten mit metastasiertem Kolonkarzinom.

4.2.5 Methotrexat

Bei Gabe von Methotrexat, insbesondere in höherer Dosierung, kann es in einzelnen Fällen zum allergischen Exanthem (s. Abb. 4.38–4.40), ggf. mit Bläschenbildung, kommen. Um eine anaphylaktische Reaktion bei erneuter Gabe zu vermeiden, muß vor einer erneuten Therapie eine Testdosis gegeben werden. Zur Vermeidung einer u. U. schweren Nierentoxizität durch Ausfällung von Methotrexat und Hydromethotrexat in den Nierentubuli, ist bei mittel- und hochdosierter Methotrexat-Therapie eine Urinalkalinisierung mit Anhebung des pH Wertes auf über 7 zwingend vorgeschrieben und auf eine ausreichende Flüssigkeitszufuhr des Patienten vor, während und nach der Therapie zu achten. Dosisabhängig kommen nach Methotrexatgabe reversible Störungen der Leberfunktion vor. Bei der mittel- und hochdosierten Methotrexattherapie ist ein Leukovorin-Rescue erforderlich, dessen Höhe und Dauer nach dem Verlauf der Methotrexatspiegel zu berechnen ist.

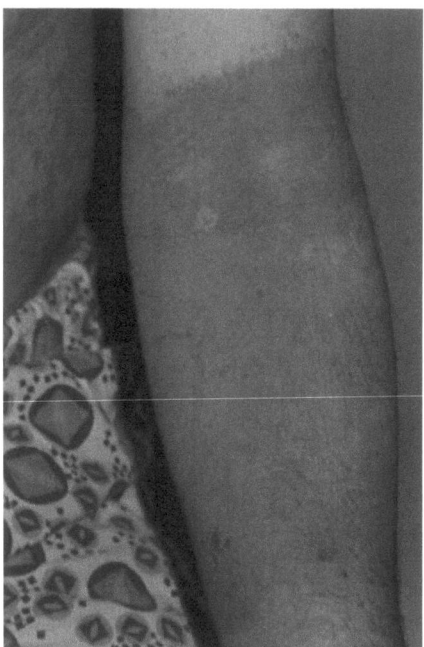

Abb. 4.38: Allergisches Exanthem nach systemischer Gabe von Methotrexat.

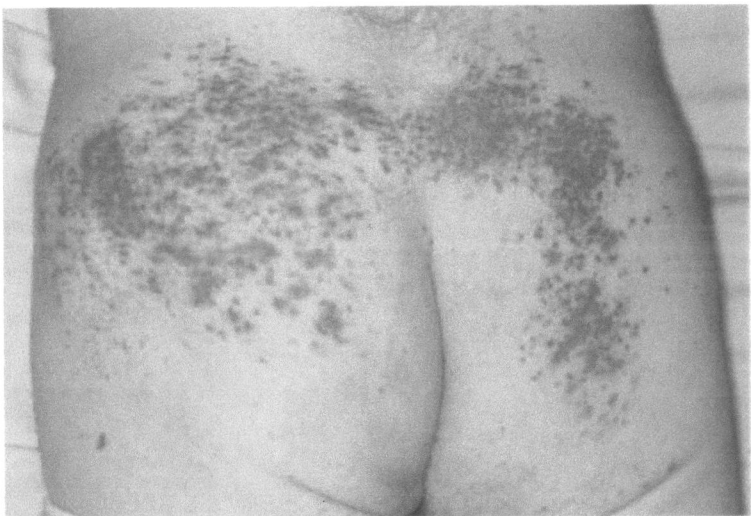

Abb. 4.39: Makulopapulöses Exanthem nach systemischer Gabe von Methotrexat (66-jähriger Patient mit osteogenem Sarkom).

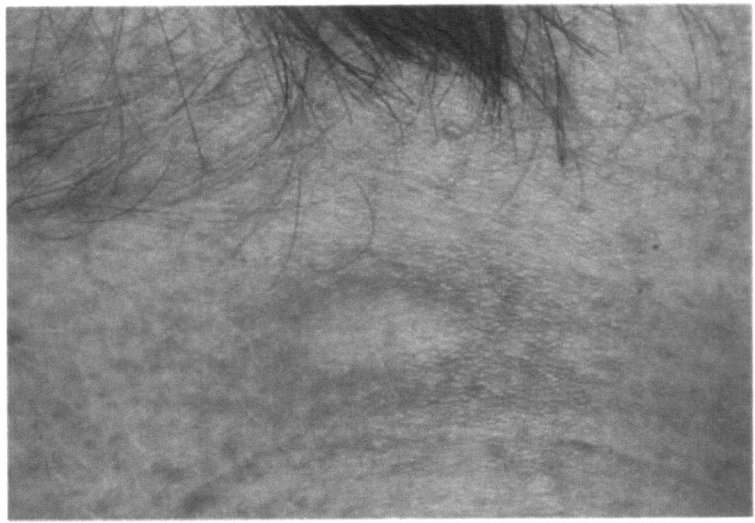

Abb. 4.40: Blasenbildende allergische Sofortreaktion auf Methotrexat bei einem 21-jährigen Patienten mit osteogenem Sarkom.

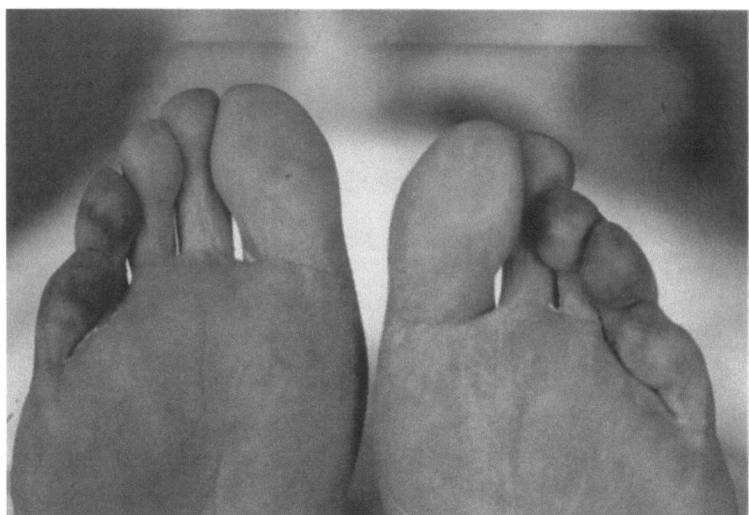

Abb. 4.41: Beginnende Nekrose im Bereich der Zehen bei einem 67-jährigen Patienten mit Angioneuropathie nach systemischer Gabe von Vincristin.

4.2.6 Vinca-Alkaloide

An erster Stelle der Nebenwirkungen steht die Neurotoxizität, die sich in Reflexausfällen und Sensibilitätsstörungen äußert. Dies ist besonders an den Akren von Bedeutung; da es hier zum Auftreten von Ulzera und Nekrosen kommen kann. Ist das autonome Nervensystem ebenfalls betroffen, treten vasomotorische Störungen und u. U. sogar ein Ileus auf.

4.2.7 Dacarbazin

Dacarbazin kann eine Photosensibilität verursachen. Deshalb sollen die Patienten direkte Sonneneinstrahlung vermeiden. Häufiger tritt eine Hepatotoxizität auf, die mit Bilirubin- und Transaminasenanstieg einhergeht.

4.2.8 Asparaginase

Da nach Asparaginasegabe eine anaphylaktischen Reaktion auftreten kann, muß stets eine Vortestung erfolgen (intrakutan oder konjunktival). Unter der Behandlung kommt es regelmäßig zu einer Hepatotoxizität mit Gerinnungsstörungen, die die Substitution von Gerinnungsfaktoren erforderlich macht.

4.2.9 Cyclophosphamid

Die früher gefürchtete hämorrhagische Zystitis ist durch die prophylaktische
Gabe von Mesna selten geworden.

4.2.10 Interferon

Von den Zytokinen kamen bis jetzt nur die Interferone zur breiteren klinischen
Anwendung. Bei der Haarzell-Leukämie ist die Gabe von rekombinantem
humanem Interferon eine etablierte Therapiemaßnahme. Eine hohe Effektivi-
tät ist auch bei der CML nachgewiesen. Weitere mögliche Indikationen sind
das Kaposi-Sarkom, bestimmte Stadien des Karzinoids und möglicherweise
das Nierenzellkarzinom. Als Nebenwirkungen werden insbesondere Leukope-
nien, Myalgien und gelegentlich ein Erythema nodosum (s. Abb. 4.42) oder
eine Zellulitis (s. Abb. 4.43) beobachtet. Andere Zytokine wie Interleukin 2
und 3, Tumor-Nekrose-Faktor und GM-CSF werden derzeit noch in Phase I
und II-klinischen Studien geprüft.

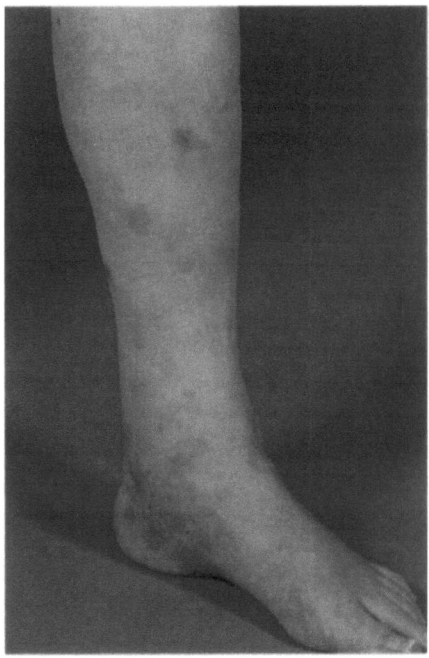

Abb. 4.42: Erythema nodosum als Nebenwirkung einer niedrig-dosierten Dauerbehandlung
mit alpha-Interferon bei einer Patientin mit Haarzell-Leukämie.

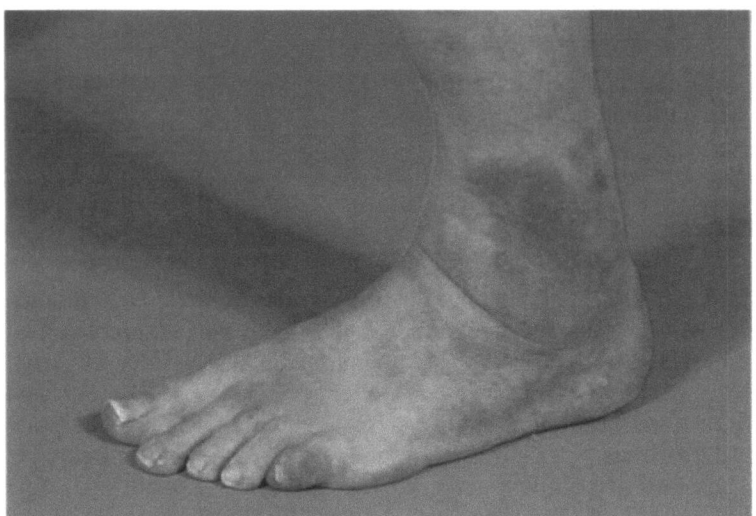

Abb. 4.43: Zellulitis nach Behandlung mit alpha-Interferon bei einem 61-jährigen Patienten mit Haarzell-Leukämie.

5 Techniken in der Hämatologie und Onkologie

5.1 Gewinnung von Knochenmark

Die Beurteilung des Knochenmarks ist möglich anhand eines Aspirationspräparates, für dessen Gewinnung mit Hilfe einer Punktionsnadel Knochenmark aspiriert (s. Abb. 5.1) wird und anhand eines Knochenzylinders, der neben der Beurteilung zellulärer Elemente auch die der Knochenstruktur ermöglicht. Zur Gewinnung von Stanzzylindern stehen Jamshidi- und andere Punktionsnadeln (s. Abb. 5.2) zur Verfügung. Myelotomien (s. Abb. 5.3) mit Bohrzylindern sind nur bei besonderen Fragestellungen, wie z. B. Beurteilung von Osteoporose oder Osteomyelofibrose, erforderlich.

Knochenmarkaspirationen werden heute meist an der Spina iliaca posterior oder anterior (s. Abb. 5.4) durchgeführt. Wegen der Gefahr von Mediastinalverletzungen dürfen Sternalpunktionen nur mit besonderen Vorsichtsmaßnahmen erfolgen. Nach entsprechender Lagerung des Patienten führt man im Bereich des tastbaren Knochens unter streng sterilen Bedingungen eine Lokalanästhesie mit Infiltration des Periosts durch. Bei einer Jamshidipunktion muß zusätzlich eine kleine Hautinzision erfolgen. Danach setzt man die Punktionsnadel senkrecht auf den Knochen und geht mit leichten Drehbewegungen unter Druck in die Kortikalis ein. Sitzt die Nadel fest in der Kortikalis, wird der Mandrin gezogen und die Nadel ca. 4 cm weiter vorgeschoben. Die Aspiration (s. Abb. 5.5) von ca. 4 ml Knochenmark erfolgt dann mit einer 10 ml-Spritze, die mit 1 ml Natrium-EDTA gefüllt ist. Bei der Jamshidi-Punktion (s. Abb. 5.6) löst man den in der Nadel festsitzenden Knochenzylinder mit schnellen Drehbewegungen aus der Kortikalis und zieht dann langsam die Nadel heraus. Die histologische Verarbeitung des gewonnen Knochenzylinders (s. Abb. 5.7) erfolgt in fixiertem Zustand.

Bei einer Myelotomie setzt man einen Führungstrichter im Bereich der Spina iliaca anterior auf und gewinnt nach ausreichender Lokalanästhesie einen Bohrzylinder. Danach muß das Bohrloch mit Fibrinkegeln ausgestopft und die entsprechende Hautinzision genäht werden.

Bei Gerinnungsstörungen (s. Abb. 5.8) kann es an der Punktionsstelle zu Hämatomen kommen. Kleinere Hämatome treten – besonders nach Jamshidi-Punktionen – gelegentlich auch bei normaler Gerinnung auf. Deshalb muß jeder Patient mit einem Druckverband versorgt werden und mindestens zwei Stunden auf einem Sandsack liegen.

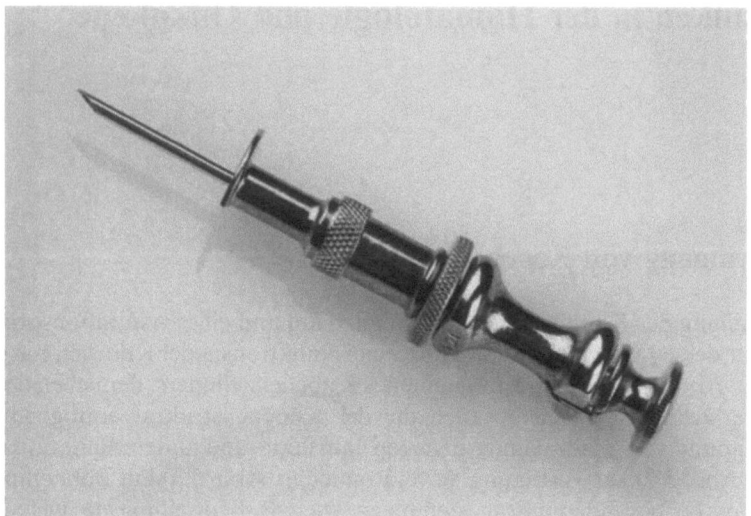

Abb. 5.1: Nadel zur Knochenmarkaspiration.

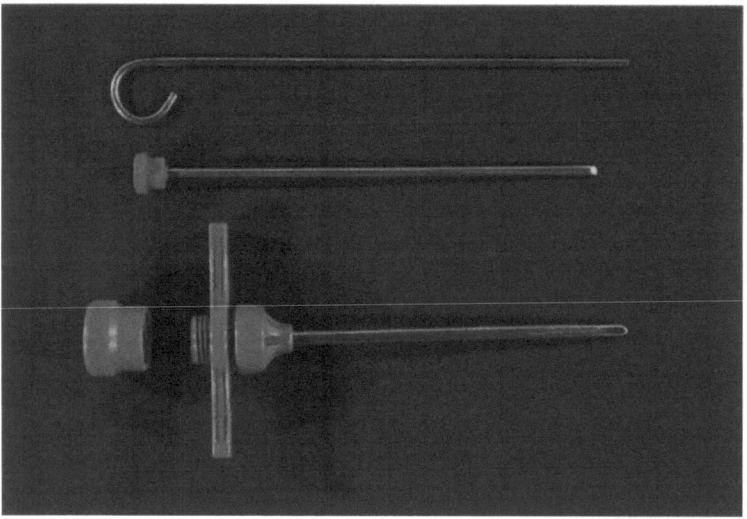

Abb. 5.2: Jamshidi-Nadel zur Gewinnung eines Knochenmarkzylinders.

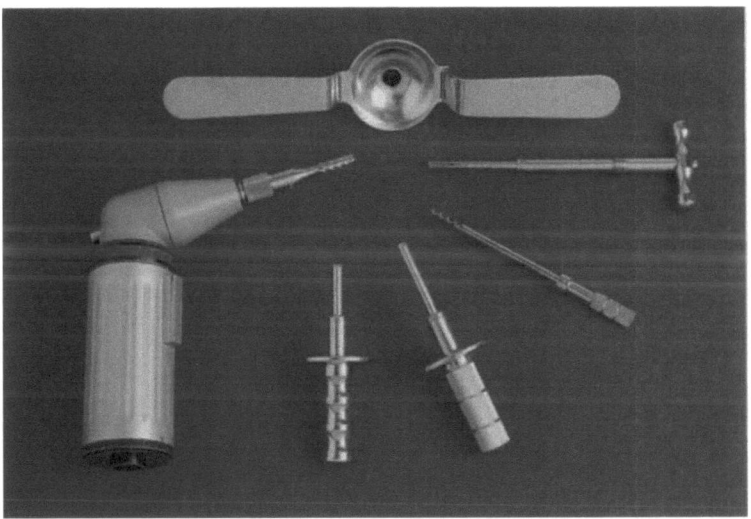

Abb. 5.3: Myelotomieset zur Gewinnung eines Stanzzylinders.

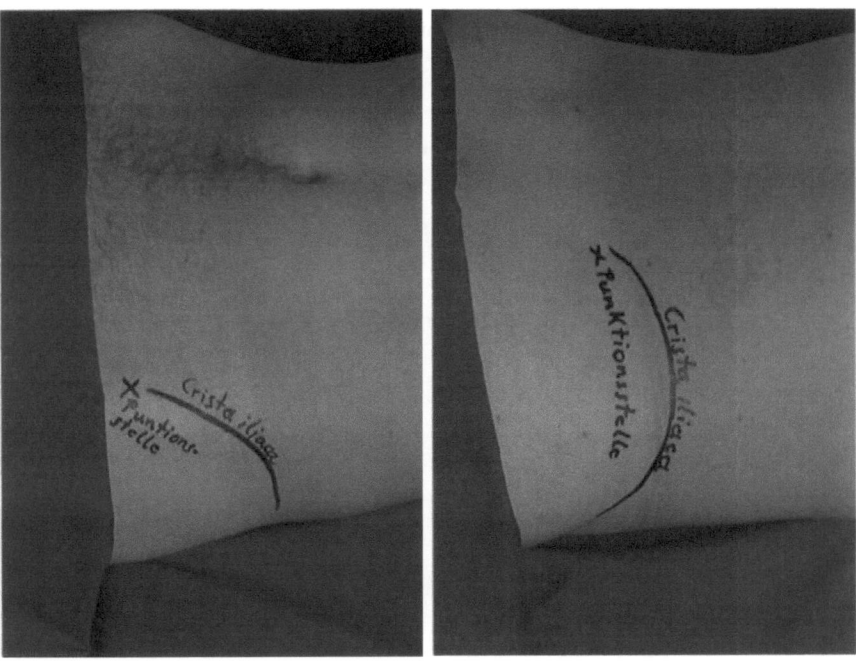

Abb. 5.4: Punktionsstellen zur Gewinnung von Knochenmark, Spina iliaca superior anterior (*links*), Spina iliaca posterior (*rechts*).

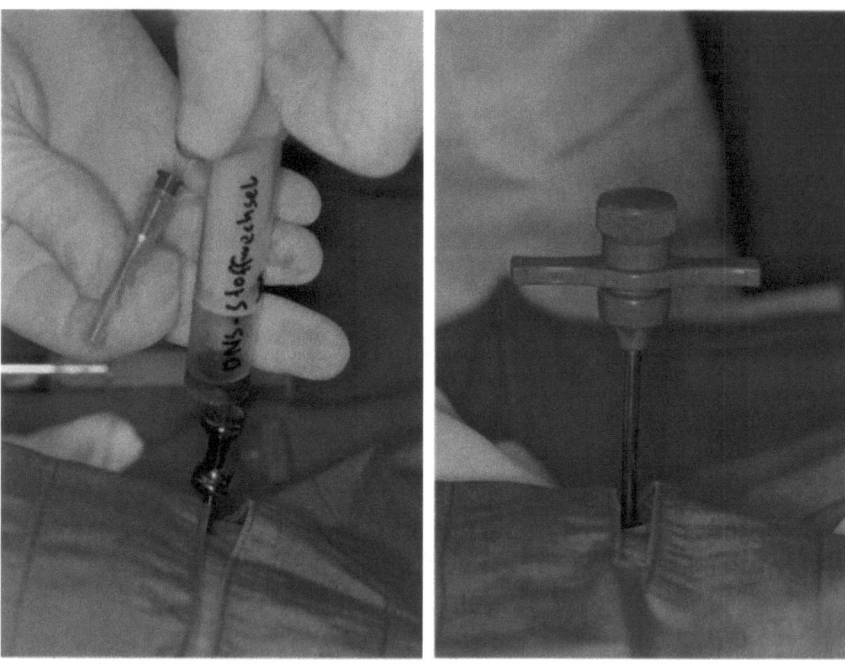

5.5   5.6

Abb. 5.5: Knochenmarkaspiration.

Abb. 5.6: In der Kortikalis steckende Jamshidi-Nadel.

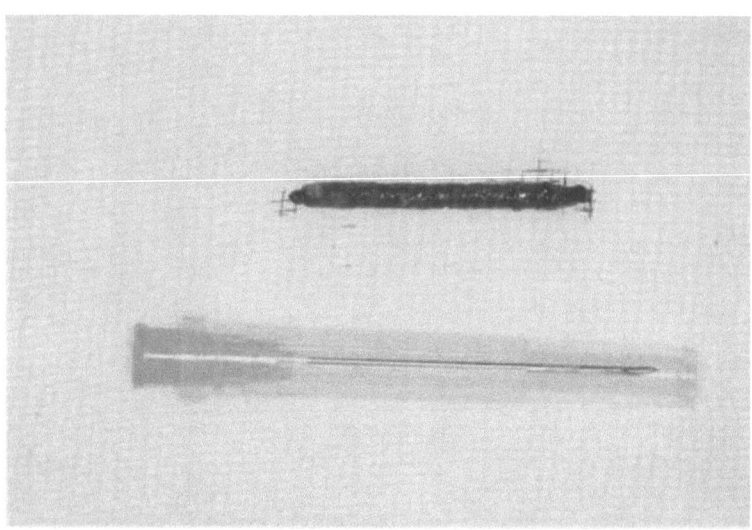

Abb. 5.7: Knochenmarkzylinder. Um den gewonnene Zylinder verläßlich beurteilen zu können, sollte er 2–3 cm lang und an den Rändern nicht gequetscht sein.

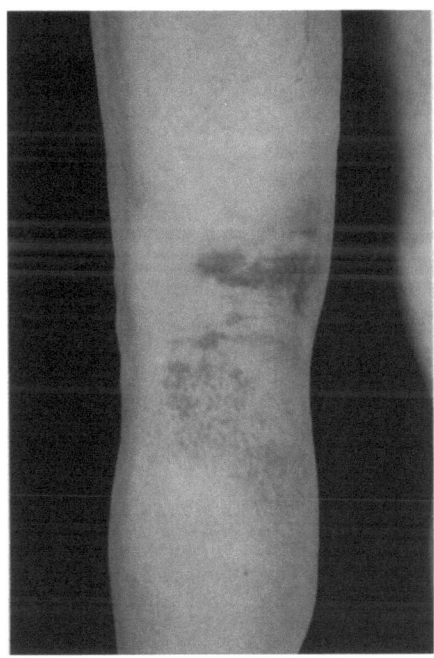

Abb. 5.8: Massive Blutung nach einer Jamsnidi-Punktion bei einer 69-jährigen Patientin mit Polyzythämia vera (Gerinnungsstörung bei bestehender Thrombozytose). Das parailiacale Hämatom breitete sich nach 36 Stunden bis in die Kniekehle aus.

5.2 Hickman-Katheter

Vor einer Knochenmarktransplantion bekommen die Patienten an den meisten Zentren einen sog. Hickman-Katheter (s. Abb. 5.9). Hierbei wird im Bereich der Mohrenheimschen Grube über einen Hautschnitt die Vena cephalica präpariert und ca. 16 cm distal davon parasternal ein weiterer Hautschnitt angelegt. Danach zieht man nach entsprechender Lokalanästhesie den Hickman-Katheter subkutan durch die beiden Hautschnitte. Nach einer Venaesectio der Vena cephalica wird dann der Katheter unter Durchleuchtung bis zum Übergang Vena cava superior – rechter Vorhof geschoben. Durch den subkutanen Verlauf (Untertunnelung) ist die Infektionsgefahr des Hickman-Katheters gegenüber anderen zentralvenösen Kathetern deutlich vermindert.

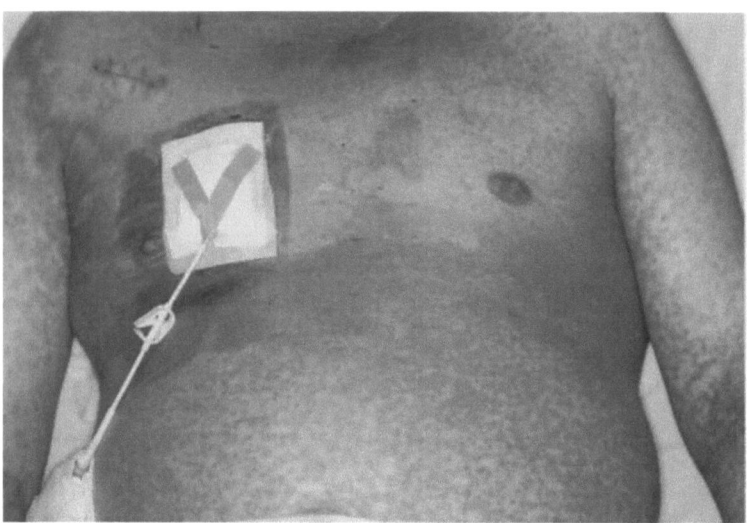

Abb. 5.9: Hickman-Katheter bei einem Patienten mit akuter Graft versus host-Reaktion nach Knochenmarkstransplantation.

5.3 Implantation venöser Portsysteme

5.3.1 Zentralvenöses Portsystem

Patienten, die über längere Zeit chemotherapiert werden sollen, können zur Vermeidung häufiger Venenpunktionen mit einem zentralvenösen Portsystem (s. Abb. 5.10) versorgt werden. Hierbei wird eine Injektionskammer (Port) mit einem Silikonkatheter, der in der Vena cava superior endet, im Bereich des Musculus pectoralis major implantiert. Der Eingriff erfolgt in Lokalanästhesie und dauert üblicherweise etwa 20 Minuten. Der Katheter kann einen Tag nach Implantation angestochen und über Jahre benutzt werden. Zur Punktion stehen speziell geschliffene Nadeln (s. Abb. 5.11) zur Verfügung. Nach jeder Punktion muß das Kathetersystem mit Heparin und physiologischer Kochsalzlösung durchgespült werden. Ansonsten ist keine besondere Pflege erforderlich. Auch sportliche Betätigung einschließlich Schwimmen braucht nicht eingeschränkt zu werden. Als seltene Komplikationen treten Thrombosen und Infekte auf, die eine Entfernung des Katheters notwendig machen.

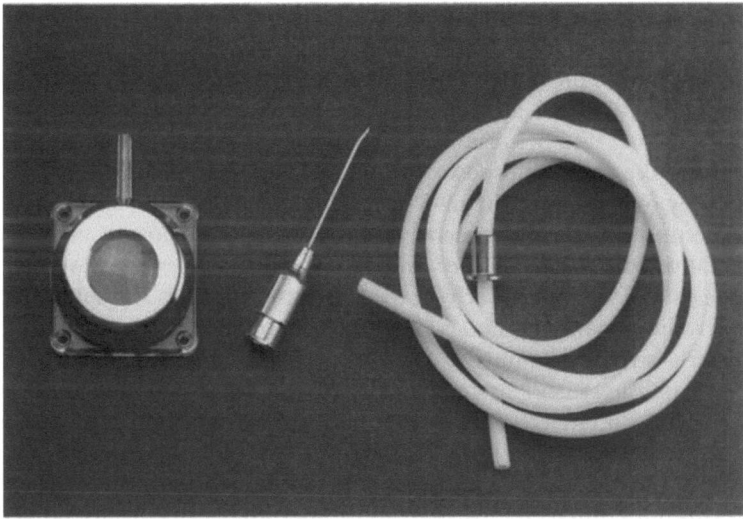

Abb. 5.10: Implantierbares venöses Portsystem [*von links*: Injektionskammer (Port), Huber-nadel, röntgenkontrastgebender Silikonkatheter].

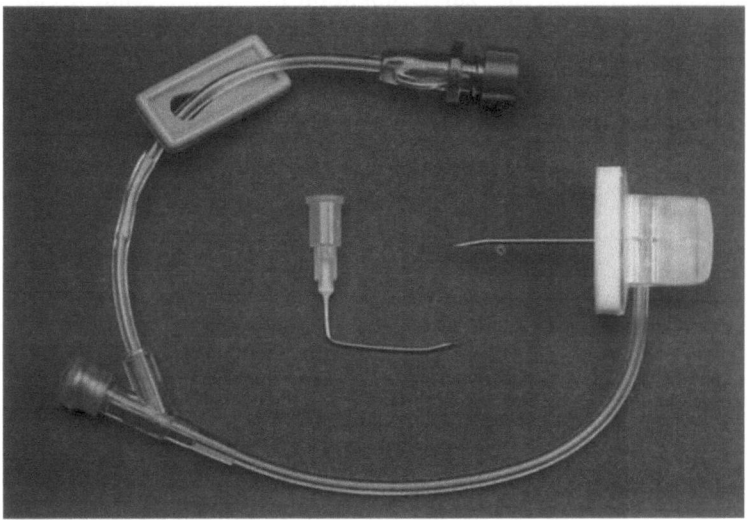

Abb. 5.11: Spezialnadeln zur Punktion von Port-Systemen.

5.3.2 Regionale Chemotherapie

Bedingt durch die immer noch unbefriedigenden Ergebnisse der systemischen Chemotherapie bei ausschließlich in die Leber metastasierten kolorektalen Karzinomen und bei primären Leberzellkarzinomen besteht die Möglichkeit Zytostatika (z. B. Fluordesoxyuridin, 5-Fluorouracil, Mitomycin C, Adriamycin) regional zu applizieren. Vor Beginn einer solchen regionalen Chemotherapie müssen extrahepatische Metastasen ausgeschlossen und eine normale Gefäßversorgung der Leber angiographisch nachgewiesen werden. Im Rahmen einer Laparatomie erfolgt die Implantation eines Katheters in die Arteria gastroduodenalis, damit das Zytostatikum ohne Wirbel in die Arteria hepatica propria strömen kann. Um eine chemisch induzierte Cholezystitis und/oder Gastritis zu vermeiden, muß eine Cholezystektomie durchgeführt und die Arteria gastrica unterbunden werden. Nach Implantation wird der Katheter mit einem einfachen, subkutan liegenden Portsystem, das mit den sog. Hubernadeln leicht angestochen werden kann, verbunden. Vor jedem neuen Therapiezyklus muß durch eine Angiographie oder nuklearmedizinische Verfahren die Intaktheit des Kathetersystems und die gleichmäßige Durchblutung der Leber gesichert sowie eine Fehlperfusion von Magen oder Milz ausgeschlossen werden. Bei dickerer Haut bzw. Fettschicht oder falscher, vor allem zu kurzer Nadellänge oder nicht ausreichender Fixation der Nadel kann es auch nach primär korrektem Sitz zur Dislokation mit nachfolgendem Paravasat kommen. Während 5-Fluorouracil in der Regel nur eine Rötung und Induration zur Folge hat, verursachen die Anthrazykline oft schwere Nekrosen (s. Abb. 5.12–5.14). Gibt der Patient lokale Beschwerden an, sollte deshalb die Therapie sofort unterbrochen werden.

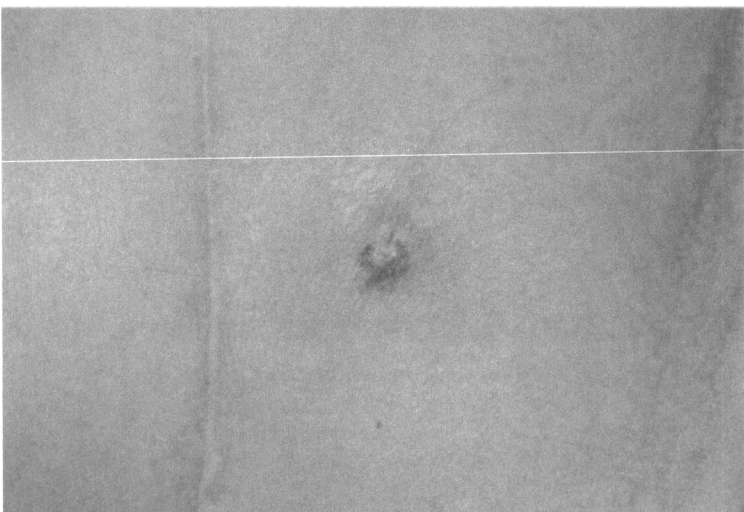

Abb. 5.12: Rötung und Induration im Bereich des Port-Systems nach Gabe von 5-Fluorouracil bei einer 52-jährigen Patientin mit primärem Leberzellkarzinom ohne Fernmetastasen.

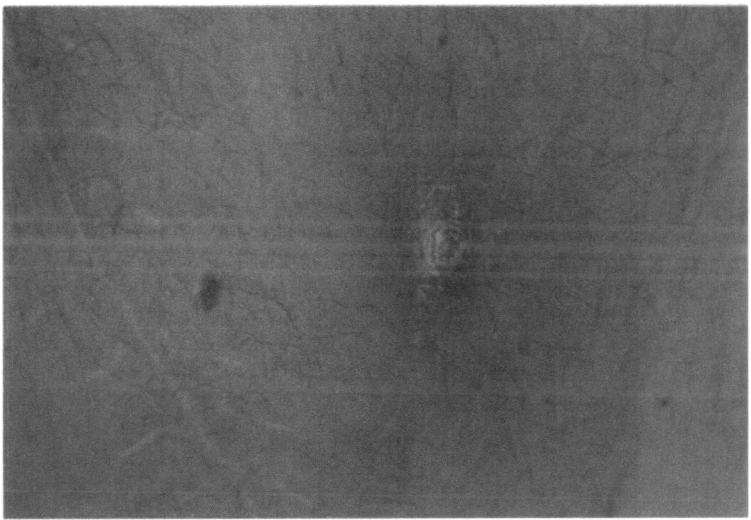

Abb. 5.13: Toxische Hautreaktion als Folge eines Paravasats von Mitomycin C im Bereich des Leberperfusionskatheters (Port) bei einem 55-jährigen Patienten mit Lebermetastasen eines Kolonkarzinoms.

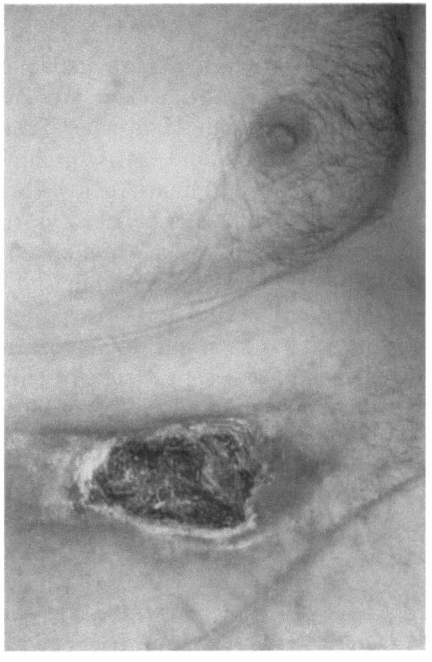

Abb. 5.14: Tiefe Hautnekrose im Bereich des Port-Reservoirs nach Gabe von Adriamycin bei einem Patienten mit Lebermetastasen bei Kolonkarzinom.

6 Vorbereitungen zur Chemotherapie

Die Vorbereitung einer Chemotherapie erfordert sowohl bestimmte technische Voraussetzungen als auch eine genaue Schulung des Personals. Neben einem Zytostatikaplan muß bei entsprechender Indikation ein Plan zur selektiven Darmdekontamination erstellt werden, was insbesondere bei Patienten mit Leukämie und Agranulozytose erforderlich ist. Dabei sollte mit der Darmdekontamination (s. Abb. 6.1) bereits vor einer hochdosierten Chemotherapie begonnen werden, um eine endogene Infektion weitgehend ausschließen zu können.

Die meisten Chemotherapieprotokolle orientieren sich an der Körperoberfläche, die aus Körpergröße und -gewicht berechnet wird, und am Blutbild des Patienten. Wegen des möglichen mutagenen Effekts der meisten Zytostatika dürfen schwangere Mitarbeiterinnen nicht mit der Herstellung von Zytostatikalösungen beauftragt werden.

Die Zubereitung der zu infundierenden Zytostatika sollte in einem Sicherheitskabinett (vertikales Laminar-Flowsystem) (s. Abb. 6.2) erfolgen. Dabei ist es nützlich die Arbeitsfläche mit aufsaugendem Papier, das Spritzer sofort aufnimmt, abzudecken. Wer Zytostatika zubereitet, muß einen Kontakt der Substanzen mit Haut oder Schleimhäuten vermeiden. Deshalb sollten PVC-Handschuhe und ein Armschutz zusätzlich zum Arbeitskittel getragen werden. Ist kein Laminar-Airflow vorhanden, kommen noch Mundschutz und Schutzbrille hinzu. Der bei der Zytostatika-Zubereitung anfallende Müll muß in speziellen Zytostatika-Abfallboxen (s. Abb. 6.3) gesammelt und als Sondermüll entsorgt werden. Weiterhin ist darauf zu achten, daß manche Zytostatika lichtempfindlich sind und eine spezielle Abdeckung (Folie) erfordern. Andere Zystostatika dürfen nur in Glasspritzen aufgezogen werden (z. B. Amsacrin), da sie Plastik zersetzen. Nach Abschluß der Zubereitung muß sich der verantwortliche Arzt anhand der leeren Medikamenten-Ampullen von der korrekten Dosis überzeugen.

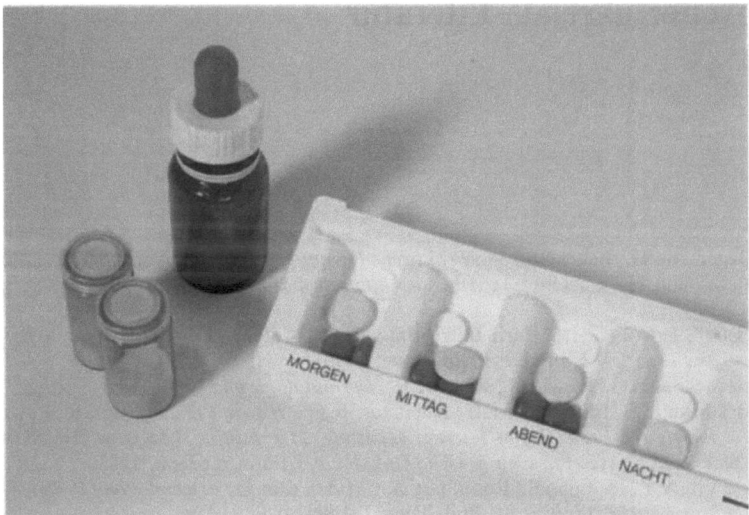

Abb. 6.1: Medikamente zur oralen Darmdekontamination (Amphotericin B-Lösung, Nystatintabletten, Colistintabletten).

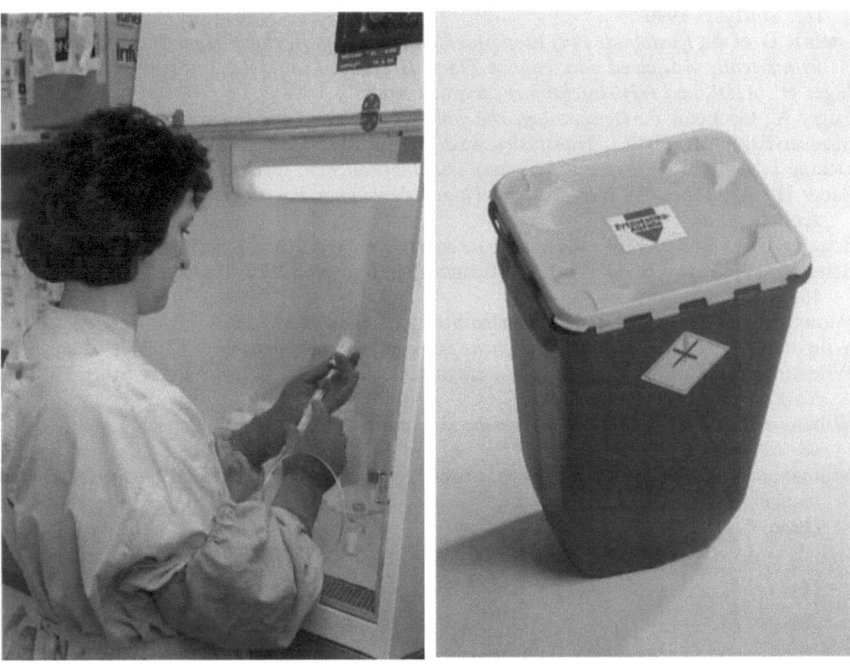

6.2

6.3

Abb. 6.2: Zubereitung eines Zytostatikums unter der Abzugshaube.

Abb. 6.3: Entsorgung von Zytostatika.

Weiterführende Literatur

Begemann H., Begemann M., *Praktische Hämatologie*, Georg Thieme Verlag Stuttgart, 1989
Begemann H., Rastetter J., *Atlas der klinischen Hämatologie, 4. Auflage*, Springer Verlag, 1987
Benz E.J., Cohen H.J., Furie B., Hoffman R., Shattil S.J. (Eds), *Hematology, Basic Principles and Practice*, Churchill Livingstone, 1990
Braun-Falco O., Plewig G., Wolff H.H., *Dermatologie und Venerologie*, Springer Verlag, 1988
Braunwald E., Isselbacher K.J., Petersdorf R.G., Wilson J.D., Martin J.B., Fauci A.S. (Eds), *Harrison's Principles of Internal Medicine, 11th Edition*, McGraw Hill, New York 1989
Denck H., Karrer K., *Chirurgische Onkologie*, edition medizin, 1983
De Vita V.T., Hellman S., Rosenberg S.A. (Eds), *Cancer, Principles and Practice of Oncology, 2nd Edition*, Lippincott, Philadelphia, 1989
Eckstein R., *Immunhämatologie und Transfusionsmedizin*, G. Fischer Verlag, Stuttgart, 1990
Eder M., Gedigk P., *Lehrbuch der Allgemeinen Pathologie und der Pathologischen Anatomie, 31. Auflage*, Springer-Verlag, Heidelberg, 1990
Hiller E., Riess H., *Hämorrhagische Diathese und Thrombose.*, Wissenschaftl. Verlagsgesellschaft, Stuttgart 1988
Huhn D., Herrmann R., *Zytostatikatherapie maligner Erkrankungen*, Gustav-Fischer-Verlag, Stuttgart 1990
Issels R.D. et al., *Ifosfamide Plus Etoposide Combined with Regional Hyperthermia in Patients with Locally Advanced Sarcomas:A Phase II Study*, J.Clin.Onc. in press, (1990)
Jäger H., *AIDS und HIV-Infektionen*, ecomed 1989
Luger A., Gschnait F., *Dermatologische Onkologie*, Urban & Schwarzenberg, 1983
Mueller-Eckhardt (Hrsg.), *Transfusionsmedizin*, Springer-Verlag, 1988
Oehme J., Gutjahr P., *Krebs bei Kindern und Jugendlichen*, Deutscher Ärzte-Verlag, 1989
Sauer H., Wilmanns W., *Internistische Therapie maligner Erkrankungen*, Urban & Schwarzenberg, 1988
Schäfer U.W., Beelen D.W., *Knochenmarktransplantation*, Karger Verlag, 1989
Schmoll H.-J., Peters H.-D., Fink U., *Kompendium Internistische Onkologie*, Springer-Verlag, 1987
Wannagat L., *Onkologie*, Thieme Verlag Stuttgart–New York, 1989
Wilmanns W., *Die paroxysmale nächtliche Hämoglobinurie*, Med. Welt 17: 2043–2050, 1966
Wilmanns W., Huhn D., Wilms K., *Internistische Onkologie*, Thieme Verlag Stuttgart–New York, im Druck
Wilmanns W., Issels R.D. et al., *Hyperthermie in der Krebsforschung*, Versicherungsmedizin: 48–53, 1989
Wilmanns W., Possinger K., *Paraneoplastische Syndrome – Eine Hilfe bei der Früherkennung maligner Tumoren?*, Verh Dtsch Ges Inn Med 92, J.F. Bergmann Verlag, München, 66–76 (1986)

Sachverzeichnis

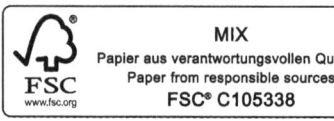